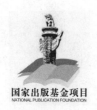

国家出版基金项目
NATIONAL PUBLICATION FOUNDATION

"十三五"国家重点出版物出版规划项目·重大出版工程规划
5G关键技术与应用丛书

5G 与智慧医疗

焦秉立 段晓辉 编著

科学出版社
北　京

内 容 简 介

本书从 5G 改变生活说起，在介绍 5G 的基本概念和关键技术的基础上，首先讨论医疗信息化发展的现状，对智慧医疗的基本概念、组成和应用进行介绍，然后，本书阐述智慧医疗系统的体系架构和关键技术，特别是与 5G 相关的核心技术，并对智慧医疗在慢性病管理、智能养老、移动智能诊断服务、突发救治、智慧医院、精准医疗和医疗教育等主要应用场景下的架构和技术进行分析与总结，最后，本书对未来 6G 通信系统与智慧医疗深度结合的未来发展进行畅想。本书重点关注 5G 技术、智慧医疗技术及 5G 与智慧医疗相结合的关键应用场景，希望能给国内智慧医疗应用领域的从业者、研究者带来一定的启发。

本书适合医院信息化管理人员、高校智慧医疗研究开发人员和关注新一代信息技术，特别是新一代通信系统(5G/6G)技术在医疗健康领域开展创新应用实践的读者阅读和参考。

图书在版编目（CIP）数据

5G 与智慧医疗 / 焦秉立，段晓辉编著. —北京：科学出版社，2021.12
（5G 关键技术与应用丛书）

"十三五"国家重点出版物出版规划项目·重大出版工程规划
国家出版基金项目
ISBN 978-7-03-071094-9

Ⅰ. ①5… Ⅱ. ①焦… ②段… Ⅲ. ①第五代移动通信系统-应用-医疗卫生服务 Ⅳ. ①R197.1-39

中国版本图书馆 CIP 数据核字（2021）第 265202 号

责任编辑：赵艳春 霍明亮 / 责任校对：严 娜
责任印制：师艳茹 / 封面设计：谜底书装

科学出版社 出版
北京东黄城根北街 16 号
邮政编码：100717
http://www.sciencep.com

三河市春园印刷有限公司 印刷
科学出版社发行 各地新华书店经销

*

2021 年 12 月第 一 版 开本：720×1000 B5
2021 年 12 月第一次印刷 印张：13 1/4
字数：268 000
定价：108.00 元
（如有印装质量问题，我社负责调换）

序

由科学出版社出版的"5G 关键技术与应用丛书"经过各编委长时间的准备和各位顾问委员的大力支持与指导，今天终于和广大读者见面了。这是贯彻落实习近平同志在 2016 年全国科技创新大会、两院院士大会和中国科学技术协会第九次全国代表大会上提出的广大科技工作者要把论文写在祖国的大地上指示要求的一项具体举措，将为从事无线移动通信领域科技创新与产业服务的科技工作者提供一套有关基础理论、关键技术、标准化进展、研究热点、产品研发等全面叙述的丛书。

自 19 世纪进入工业时代以来，人类社会发生了翻天覆地的变化。人类社会 100 多年来经历了三次工业革命：以蒸汽机的使用为代表的蒸汽时代、以电力广泛应用为特征的电气时代、以计算机应用为主的计算机时代。如今，人类社会正在进入第四次工业革命阶段，就是以信息技术为代表的信息社会时代。其中信息通信技术（information communication technologies，ICT）是当今世界创新速度最快、通用性最广、渗透性最强的高科技领域之一，而无线移动通信技术由于便利性和市场应用广阔又最具代表性。经过几十年的发展，无线通信网络已是人类社会的重要基础设施之一，是移动互联网、物联网、智能制造等新兴产业的载体，成为各国竞争的制高点和重要战略资源。随着"网络强国"、"一带一路"、"中国制造 2025"以及"互联网+"行动计划等的提出，无线通信网络一方面成为联系陆、海、空、天各区域的纽带，是实现国家"走出去"的基石；另一方面为经济转型提供关键支撑，是推动我国经济、文化等多个领域实现信息化、智能化的核心基础。

随着经济、文化、安全等对无线通信网络需求的快速增长，第五代移动通信系统（5G）的关键技术研发、标准化及试验验证工作正在全球范围内深入展开。5G 发展将呈现"海量数据、移动性、虚拟化、异构融合、服务质量保障"的趋势，需要满足"高通量、巨连接、低时延、低能耗、泛应用"的需求。与之前经历的 1G～4G 移动通信系统不同，5G 明确提出了三大应用场景，拓展了移动通信的服务范围，从支持人与人的通信扩展到万物互联，并且对垂直行业的支撑作用逐步显现。可以预见，5G 将给社会各个行业带来新一轮的变革与发展机遇。

我国移动通信产业经历了 2G 追赶、3G 突破、4G 并行发展历程，在全球 5G 研发、标准化制定和产业规模应用等方面实现突破性的领先。5G 对移动通信系统进行了多项深入的变革，包括网络架构、网络切片、高频段、超密集异构组网、新空口技术等，无一不在发生着革命性的技术创新。而且 5G 不是一个封闭的系统，它充分利用了目前互联网技术的重要变革，融合了软件定义网络、内容分发网络、网络功能虚拟化、云计算和大数据等技术，为网络的开放性及未来应用奠定了良好的基础。

为了更好地促进移动通信事业的发展、为 5G 后续推进奠定基础，我们在 5G 标准化制定阶段组织策划了这套丛书，由移动通信及网络技术领域的多位院士、专家组成丛书编委会，针对 5G 系统从传输到组网、信道建模、网络架构、垂直行业应用等多个层面邀请业内专家进行各方向专著的撰写。这套丛书涵盖的技术方向全面，各项技术内容均为当前最新进展及研究成果，并在理论基础上进一步突出了 5G 的行业应用，具有鲜明的特点。

在国家科技重大专项、国家科技支撑计划、国家自然科学基金等项目的支持下，丛书的各位作者基于无线通信理论的创新，完成了大量关键工程技术研究及产业化应用的工作。这套丛书包含了作者多年研究开发经验的总结，是他们心血的结晶。他们牺牲了大量的闲暇时间，在其亲人的支持下，克服重重困难，为各位读者展现出这么一套信息量极大的科研型丛书。开卷有益，各位读者不论是出于何种目的阅读此丛书，都能与作者分享 5G 的知识成果。衷心希望这套丛书能为大家呈现 5G 的美妙之处，预祝读者朋友在未来的工作中收获丰硕。

中国工程院院士

网络与交换技术国家重点实验室主任

北京邮电大学　教授

2019 年 12 月

前　言

新一代通信系统(5G/6G)将给人们的生活带来巨大的改变，医疗和健康作为人们追求美好生活的基础，将在与5G新技术的结合中发挥至关重要的作用。随着医疗物联网技术、云计算技术、人工智能技术和5G通信技术的不断发展和融合，现有的医疗、卫生和健康服务系统最终将在数字化、信息化、移动化和智能化的基础上发生融合、转型和重构，建立起以新一代智慧医疗总体架构为基础的、以人为本的智慧医疗服务体系，覆盖人们全生命周期中的各种需要，提供丰富多彩的、个性化的、沉浸式的医疗、卫生和健康服务，为创造更美好的生活打下基础。

本书的目的就是希望能帮助读者了解5G技术与智慧医疗融合中所涉及的各项关键技术，内容分9章。本书内容覆盖5G通信系统、医疗信息化和智慧医疗的各种关键技术与应用场景，并通过慢性病管理、智慧养老、移动智能诊断服务、突发救治、智慧医院、精准医疗和医疗教育等关键的5G智慧医疗应用场景所涉及的关键技术分析，使读者能对5G智慧医疗技术有一个基本了解，希望能为未来有志参与5G智慧医疗的创新研究、创新工程和创新应用的人员起到一个抛砖引玉的作用，更好地促进我国智慧医疗健康事业的发展、壮大和落地应用，普惠我国的广大人民群众。

本书由北京大学移动数字医院系统教育部工程研究中心的研究团队组织编写，焦秉立负责第1～4章的编写，段晓辉负责第5～9章的编写，全书由焦秉立审阅定稿。研究生张建华、李文瑶、尹明晰、王晨博、郑东升、魏来、杜一鹏、刘朝晖、林立峰、周子键参与了各章资料的调研工作和文字整理工作，本书部分章节内容来自北京大学移动数字医院系统教育部工程研究中心所承担的国家重大专项"面向远程医疗和社区医疗信息化的无线物联网技术总体研究"、国家支撑计划项目"服务于群众健康的移动数字医疗系统集成示范工程"和多项北京大学"医学-信息科学"交叉研究种子基金项目的研究成果，在此对提供项目支持的单位表示感谢，并感谢参与项目合作研究的北京大学人民医院朱天刚教授、王之龙医生和刘冬月医生所做的贡献，同时也感谢北京大学移动数字医院系统教育部工程研究中心马猛副教授、李斗副教授的支持，以及研究生许珊、聂旭辉、孙宗禹、罗光涵、肖文浩、邓云紫薇和于润泽等在上述项目中的辛勤工作。本书的出版还受到了国家重点研发计划课题"可信自主的全域接入管控技术"(课题编号：2020YFB1807802)

的资助，在此表示感谢。

由于 5G 智慧医疗技术目前发展迅速，本书在编写中，使用了较多的参考资料，并已在书中进行了标注，在此对这些参考资料的作者一并表示感谢。由于作者水平有限，书中难免有不足之处，恳请读者批评指正。

编　者

2021.7

目　　录

第1章 绪 论

1.1 移动通信发展历程(1G～5G)

人类是一种具有社会性特点的高级智慧动物，因此，人类之间的个体交流即通信行为自古就有，事实上，交流能力是推动人类进化发展的关键活动之一，它同时也随着人类智力的发展不断进步。在刀耕火种的远古时期，人们就开始利用简单的语言、图符交换信息。随着人类文明的发展，人们的通信方式、信息载体、传输速率和传递内容也不断地发展变化。直到电力的发明和应用，人类的通信才终于摆脱了烽火狼烟、飞鸽传书和驿马邮递的束缚，开启了通信历史的新纪元。1835 年，美国人莫尔斯成功研制出世界上首台电磁式电报机。1875 年，苏格兰贝尔发明了第一台电话机，并在波士顿和纽约之间成功地进行了长途电话实验。以电波为载体的通信方式给人们的社会生活带来了极大的便捷，同时，通信领域的飞速发展又加速着人类社会方方面面的发展变迁。

移动通信的出现离我们并不遥远，20 世纪 70 年代末至今，短短几十年，移动通信技术经历了飞速的发展。如今，第五代移动通信技术(5th generation，5G)已经投入商用，在 5G 技术的引领下，人类社会正快速深刻地发生着变革。

第一代移动通信技术(1st generation，1G)诞生于 1979 年，称为高级移动电话系统，该系统为最早的蜂窝无线电话系统，语音通过未加密的无线电波传播。1G接入技术采用频分多址(frequency division multiple access，FDMA)。

第二代移动通信技术(2nd generation，2G)于 20 世纪 90 年代出现在欧洲，它以数字语音传输技术为核心，其主要代表是以时分多址(time division multiple access，TDMA)为接入技术的全球移动通信系统(global system for mobile communications，GSM)。GSM 是欧洲电信标准组织(European Telecommunications Standards Institute，ETSI）制订的数字移动通信标准，自投入商用以来，被全球超过 100 个国家采用。2G 网络能够对数字语音信号进行加密，并能有效地提高无线频谱利用率，提供与拨号互联网或早期数字用户线路(digital subscriber line，DSL)服务类似的数据传输。

第三代移动通信技术(3rd generation，3G)出现于 21 世纪初。2008 年，第三代移动通信标准由国际电信联盟(International Telecomunication Union，ITU)正式公布，中国也首次提出了我国的时分同步码分多址(time division-synchronous code division multiple access，TD-SCDMA)标准，并被正式接收为 3G 标准之一，通过

与欧洲的宽带码分多址(wideband code division multiple access，WCDMA)、美国的码分多址 2000(code division multiple access 2000，CDMA2000)相比，时分双工(time division duplex，TDD)是我们主要的技术特征。3G 系统全部采用码分多址(code division multiple access，CDMA)技术，它以扩频方式提高了蜂窝小区的抗干扰能力，因此具有频谱利用率高、信号覆盖好和组网简单等优点。与 2G 相比，3G 容量提升了 8 倍，其主要特征是可提供移动宽带多媒体业务，开辟了除了音频的图像及视频流服务内容，使得网页浏览、移动电话会议、实时电子商务服务成为现实。

第四代移动通信系统(4th generation，4G)改进并增强了 3G 的空口接入技术，采用正交频分复用(orthogonal frequency division multiplexing，OFDM)与多入多出(multiple-input multiple-output，MIMO)相结合的技术，据此形成无线网络演进的标准。2012 年，国际电信联盟正式审议通过了 4G 国际标准，将 LTE 长期演进高级标准(Long Term Evolution-Advanced，LTE-Advanced)和 802.16m 确立为高级国际移动通信(International Mobile Telecommunications-Advanced，IMT-Advanced)的两大关键技术规范，其中包含了由我国主导制定的时分长期演进(TD-LTE-Advanced)标准，这标志着我国在移动通信标准制定领域已跻身世界前列。4G 能够实现 100Mbit/s 的下载速度，可以传输高质量的视频图像，其在上网速度、容量和稳定性上，都较 3G 技术有了明显提升。在 4G 技术支持下，个人移动互联网时代终于到来，移动支付、共享单车、短视频等新兴产业和应用在移动互联网的支持下飞速发展。

2017 年 12 月，在国际电信标准组织的第三代合作项目(The 3rd Generation Partnership Project，3GPP)第 78 次全体会议上，5G NR(new radio)首发版本正式发布，标志着全球第一个可商用部署的 5G 标准诞生。2018 年 6 月，3GPP 5G NR 标准独立组网(Standalone，SA)方案正式发布，标志着首个真正完整意义的国际 5G 标准正式出炉。2019 年 6 月 6 日，我国工业和信息化部正式发放 5G 商用牌照，标志着中国正式开启 5G 商用元年，正式进入 5G 时代。华为凭借端到端全面领先的 5G 能力、标准提案与 5G 基本专利持续排名业界第一的绝对优势成为 5G 时代的全球领跑者。

图 1.1 给出了移动通信发展历程的一个大致年代划分，基本上是 10 年一代，每一个时代的到来，都会带给人们不同以往的全新体验。如今已是 4G 时代的尾声，由 4G 所推动的移动互联网彻底改变了人们的生活方式。对于已经到来的 5G 人们寄予厚望，4G 改变生活，而 5G 是服务驱动的系统，将直接服务于垂直行业，其中 5G 网络架构加入了适应不同服务的元素，并提供高于 4G 的峰值速率，而 5G 车载通信的端到端时延将达到毫秒级。5G 与云计算、大数据、物联网和人工智能相结合，将开启万物广泛互联、人机深度交互的崭新时代。

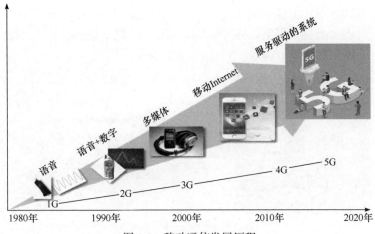

图 1.1　移动通信发展历程

1.2　5G 与生活

5G 具有三大网络能力：增强型移动宽带(enhanced mobile broadband，eMBB 即大带宽)、海量机器类通信(massive machine type communication，mMTC 即大连接)及高可靠低时延通信(ultra reliable and low latency communication，uRLLC 即低时延)。虽然目前的 5G 大都处于非独立组网(non-standalone，NSA)下的应用阶段，但已能提供很高的上网速度与下载速度。未来 SA 架构下的 5G 速度更会比现在应用阶段的速度快 10 倍。速度是 5G 和 4G 最明显的区别。5G 将应用和服务融为一体。5G 的不断推进将给人们生活的方方面面带来巨大的变化。

1.2.1　5G 与个人

在 5G 助力下，未来个人生活将更加便捷、智能、以人为本。4G 时代移动互联网的飞速发展给人们的生活带来极大便利，随之而来的 5G 时代，速度和容量都将得到极大提升，将孕育新一轮移动互联网业务的创新发展，人们的衣食住行都将受到深刻影响。如在以下领域中，会涌现出 5G 的各种创新服务。

1. 5G 智能可穿戴设备

物联网技术不断进步推动着智能可穿戴设备的发展，每个智能可穿戴设备均可看成一个物联网入口。具有数据采集和运算能力的智能可穿戴设备可以通过 5G 网络实现即时高效互联。智能可穿戴设备与其接入的网络将极大地拓展穿戴者的各项能力。智能可穿戴设备在健康监测、社交娱乐和虚拟现实等方面均有涉及。近年来，智能可穿戴设备销量不断上升，品类日渐丰富，其应用分布于社交网络、医疗健康信息管理、车载导航和商务等多个领域，如图 1.2 和图 1.3 所示。随着 5G 时代的来临，智能可穿戴设备将趋于多元化，更多物联网设备将得到整合应用，人们的生活将更加智能、高效。

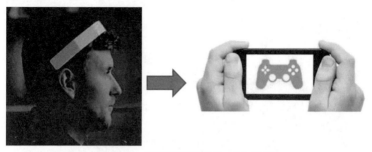

图 1.2　智能可穿戴设备-脑电控制

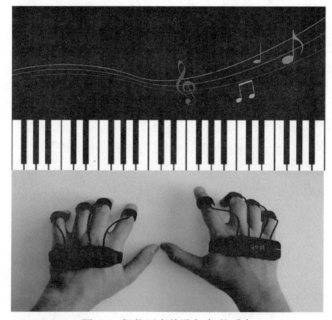

图 1.3　智能可穿戴设备-智能手套

2. 5G 智能家居

图 1.4 为智能家居系统，它以住宅为平台场景，汇集通信、自动控制、物联网等多项技术，连接智能终端(如电视、照明系统、自动窗帘、空调调温、安防监护设备、数字家庭影院、影音服务器等)，将所有功能集中于网络平台，实现家电控制、照明调节、电话远程接听、室内外设备遥控、防盗自动报警、温度湿度控制，以达到既舒适又环保的生态品质，实现家庭智能终端全方位的信息交互，组

成高效的社区设施与家庭日程事务管理系统，改善居住条件，包括：安全性、便利性和智能性，并达到高水平和高效率服务的目的[1]。对家居智能终端和设备的控制管理，需要可靠的通信及高效、稳定的网络。5G 时代将有效地改善信息传输慢、设备信息交换时延大等情况，智能家居产品将更灵敏，传统家电设备的响应速度也会大幅提升，智能家居系统能承载更多的设备连接，传输更大的流量，能承载更多想象与可能。

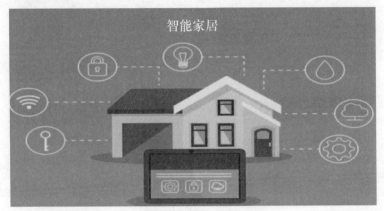

图 1.4　智能家居系统

3. 5G 自动驾驶

自动驾驶技术的长足进步起始于计算机和人工智能的出现。早在 20 世纪 80 年代，美国军方研制的自主地面车辆(autonomous land vehicle，ALV)装配了计算机、摄像机、激光雷达，初步实现了自动驾驶。图 1.5 为自动驾驶概念图，自动驾驶的基本原理是将摄像技术、数字雷达和传感器集成在计算机处理平台上，通过运算将信息源的数据用于各种应用目标，使得它的应用比以往系统更安全可靠。

自动驾驶依靠本地传感器对外界的感知是非常受限的，因此还需要车联网(vehicle to everything，V2X)技术来进一步提升自动驾驶的安全性。蜂窝车联网(cellular-vehicle to everything，C-V2X)指车与外界万物的信息交换，它是基于蜂窝网络的车联网技术[2]。车联网包括了车辆与网络(vehicle to network，V2N)、车辆与车辆(vehicle to vehicle，V2V)、车辆与道路基础设施(vehicle to infrastructure，V2I)和车辆与行人(vehicle to pedestrian，V2P)之间的连接性。C-V2X 基于 3GPP 生态系统和连续完善的蜂窝网络覆盖，可大幅地节约自动驾驶和车联网部署成本。C-V2X 是从 LTE-V2X 到 5G V2X 的平滑演进，既支持现有的 LTE-V2X，也支持 5G V2X 的全新应用。V2X 可视为一种无线传感器系统的解决方案，允许车辆通过车联网与外界交互和共享信息，以识别来自更大范围的感知信息，预警潜在危险，保证自动驾驶的安全性。

2016 年是公认的自动驾驶元年。随着通信、车联网技术的发展，借着深度学习、高精地图、智能硬件的东风，自动驾驶领域成为汽车全产业链的风口。可以预见，未来 5G 的毫秒级网络时延与极高可靠性必然促使基于车联网的自动驾驶技术高速发展，人们的出行方式，乘车体验也将随着自动驾驶的全面普及而改变。

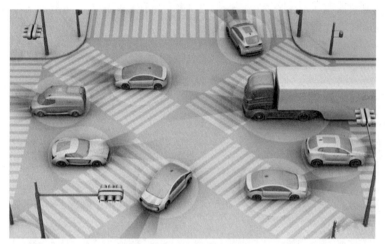

图 1.5　自动驾驶概念图

4. 5G 虚拟现实

如图 1.6 所示，虚拟现实(virtual reality，VR)是仿真技术与计算音频视频、人机接口、环境传感技术与网络结合的集合，主要包括模拟环境、感知、自然技能和传感设备等方面，目标是将用户置身于虚拟环境之中，为其创建全数字化、身临其境的虚拟现实体验[3]。

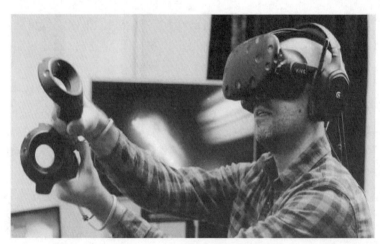

图 1.6　虚拟现实与沉浸式体验

增强现实(augmented reality，AR)是一种实时计算摄影机影像位置及角度并加上相应图像、视频、三维(three dimensional，3D)模型的技术，其目标是将虚拟景象带入现实所处的环境之中，为使用者的现实世界叠加数字创建内容，在屏幕上把虚拟世界套在现实世界上并进行互动，从而达到超越现实的感官体验。

混合现实(mixed reality，MR)试图把 VR 和 AR 的优点集于一身，通过搭建平台将现实世界和数字世界中的人、景、物及所处的场所融为一体，让彼此可以在同一个环境中互动交流。MR 技术的关键词是灵活性，强调为不同的客户定制符合自身的解决方案，这将有利于帮助传统企业实现数字化转型。MR 在远程医疗、远程教学、远程技术支持等相关领域大有可为。

全息现实(holographic reality，HR)也称为虚拟成像技术，是利用干涉和衍射原理记录并再现物体三维图像的技术。HR 利用干涉原理，将物体发出的光波以干涉条纹的形式在存储介质中记录下来，形成全息图，再利用衍射原理用光波照射全息图重现物体逼真的三维图像，再现的图像立体感强，具有真实的视觉效应。

近年来，VR/AR/MR/HR 作为将人与虚拟世界展开互动的标志性技术，带来的浸入式诱人体验让消费者充满期待。VR 游戏、AR 购物、MR 试装、全息影像等，正在以更大的步伐、更快的速度走进市场。在 5G 环境的大带宽保障下，海量数据传送，毫秒级业务处理时延，必将大幅地提升用户体验。

1.2.2 5G 与社会

5G 时代万物互联，社会运作将更加科学、智能和高效。5G 与物联网、云计算、大数据、人工智能等新一代信息技术相结合，将会成为传统产业加速技术改造和跨界整合的孵化器，推动工业、医疗、交通、能源等传统产业的数字化、智能化、网络化发展，提升信息化水平，催生新产品、新模式和新业态，成为数字经济发展的强劲驱动力。

毫无疑问，新的时代将是一个智能时代。遍布的传感器类似于神经元，物联网、互联网类似于神经系统，云计算和大数据相当于人的大脑，而 5G 则是打通了从神经元到大脑的信息收集、传导和反馈的通路。5G 提供的速度越快，就意味着肌体反应将越灵敏。广泛的信息获取、强大的中心处理能力和迅捷的传输反馈将为社会运作提供远远超出人力水平的能力，届时，人类将从常规的工作中解放出来，从事更有创造力的工作。

5G 时代的智慧生活将体现在社会活动的各个层面，可以用智慧城市概念图来给予简单概括，如图 1.7 所示。智慧城市是指在城市基础设施、资源环境、社会民生、经济产业、市政管理五大核心领域中，充分地利用物联网、互联网、云计算、移动通信、人工智能等技术手段，对居民社会生活、企业经营运作和政府职能行使过程中的相关活动和需求，进行智慧的感知、处理和协调，使城市构建成为一个新兴技术支持下的、资源配置科学合理、各种职能高效运转、人民生活便捷舒适的新城市生态系统。在此范畴之下，智慧政务、智能公共服务、自动环境监测、互联工业、智能交通、智能物流、智慧医疗、智慧社区等形式均被包含其中。在智慧城市的快速发展建设中，偏远山村也将通过网络被惠及，远程教育、远程医疗及其他远程服务系统，都将在 5G 时代更好地发挥作用。

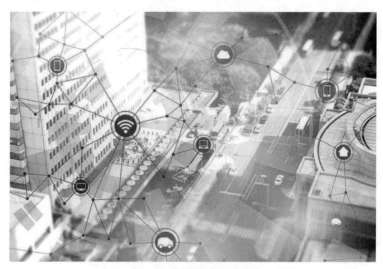

图 1.7　智慧城市概念图

1.2.3　5G 与未来生活场景

站在每一个时代的起点去畅想未来时，人们的想象力总被当时条件下的技术和应用所限制。由科技所带来的社会变革难以预期，在时间的酝酿下，科技所催生的各种变化相互交错影响，深刻改变着社会，改变着人们的生活方式。通常人们在回看过往时才发现，自己的想象力竟是如此贫乏，新的业务往往随着某一次技术革新而野蛮生长，未来的一切远比想象中更加精彩。

畅想未来，或许会是这样的场景：

码头上，到岸的集装箱被有条不紊地调度到指定地点，即将到岸的货物也已经通过中心计算机调度好位置。货物按照配送地址被自动分拣。中心计算机向收件人发送了配送信息后，无人配送车装满邮件上路了，一路上很少遇到红灯，道路交通在被实时智能优化着，车速与交通指示灯配合默契。跨城市的货物被自动货车运送到大型货运无人机机场，通常快递在当天都可送达。

无人配送车停在小明家门口，小明输入密码后拿到了上午下单的快递。小明最近沉迷于一款 VR 游戏，智能手环显示他最近睡眠不佳。连日来身体不适的小明决定去看医生，网上申请后，智能医疗系统调配资源，瞬间为他指定了一名相关领域的专家进行线上问诊。专家建议他去社区门诊做几项检测和基因筛查。社区门诊人很少，几项检测仅需要采集一滴血，测试结果直接上传系统存档并传送给指定专家查阅。半小时后，小明回来已收到了专家根据血液测试、基因筛查结果及智能手环提供的日常生活习惯给出的诊断和建议。智能医疗系统也根据建议给小明规划了近期的健康食谱及作息时间提醒。

自动驾驶的汽车上小明的父母正准备吃晚餐，下一站是张家界，估计两小时后到达，车载智能小秘书已经为他们订好了房间，安排好了第二天的旅游规划路线。这时他们收到小明发来的连线请求，在 HR 模式下，他们和小明共进晚餐，一家人边吃边聊，愉快地交流着近日的见闻。

可以看出，5G 技术的飞速发展将全面推动千行百业数字化、社会治理精准化和服务高效化[4]。5G 正成为推动数字化转型的加速引擎，必将构筑万物互联的世界，开启经济社会全面数字化转型的新时代。

1.3　5G 与医疗健康

在人们生活息息相关的健康医疗领域，5G 技术的发展很快，特别是在大带宽、大连接和低时延上的突出能力，将为医疗健康领域的多种应用带来巨大的变化，这种变化首先体现在：远程诊断、远程手术和应急救援等细分领域，随着 5G 技术在人们生活中的不断渗透，5G 网络将成为中国医疗新一代的网络基础设施，深入地融合和带动云计算、大数据、人工智能、物联网和移动物联网等技术的快速发展，在远程会诊、远程监护、远程手术、远程超声检查、应急救援、智能导航、智慧数字医院、人工智能(artificial intelligence，AI)辅助诊断、VR 探视等未来各种智慧医疗场景中，结合医疗大数据带来的人工智能技术发展，实现"以患者为中心"的"千人千面"个性化医疗创新服务模式。

无线医疗服务将成为 5G 的重要应用场景[5]，它通过 5G 连接到 AI 实现医疗辅助诊断，提供医疗行业个性化的医疗咨询服务。将 AI 嵌入到医院紧急呼叫中心、家庭医疗监护设备、本地医生诊所，甚至是缺乏现场医务人员的移动诊所，就可以辅助医生完成很多任务。例如，发起紧急救治服务、实时患者跟踪、非实时健康管理、适时地推荐治疗方案和药物、建议后续医疗服务的预约，其中智慧医疗综合诊断提供重要的参考和更详尽的信息如遗传信息、患者生活方式和患者的身体状况等。利用 AI 模型实现对患者的全天监护，提供必要的治疗计划。

医疗紧急救助服务也将得到改善。5G 无线同步和异步接入方式旨在提供深度、冗余覆盖和海量数据接入，以便连接多个网络节点上的医疗传感器。因此，5G 可以提高医疗紧急救助服务所需要的可靠性，降低时延(低至 1ms)，并确保关键数据传输(如医疗紧急情况)的优先级。例如，急性心血管病患者利用 5G 医疗物联网(internet of medical things，IoMT)传感器可以通过网络快速传输生命体征信号，并提供给附近的医院，提高医生治疗的速度和效率。

除此之外，5G 可以更好地支持连续监测和感官处理装置，它的大容量特点可以支持医疗物联设备不断地收集患者实时数据。随着数据分析智能化的进一步发展，人们将采集更多的健康数据和监测信息进行并行处理。这些分析结果将对人们的健康情况做一个更全面且连续的信息输出，并使得患者可以随时获取适合的治疗方案。

从网络联通角度看，5G 提供了简化手术室内复杂有线和 WiFi 网络环境，提高可靠性和降低网络建设成本。其中 5G 网络切片技术可以快速地建立上下级医院间的专属通信通道，并确保远程手术信息传输的稳定性和安全性，图 1.8 显示了用于专家随时随地掌控手术进程、患者情况和跨地域远程精准手术操控及指导的终端。这些设备对降低医疗总体成本、助力优质医疗资源下沉具有重要意义。并且在特殊情况下，例如，在战区、疫区环境中，医疗人员利用 5G 网络能够快速地搭建远程手术所需的通信环境，提升医护人员的应急服务能力。

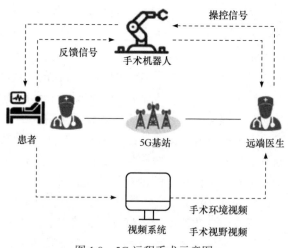

图 1.8　5G 远程手术示意图

1.4　本 章 小 结

本章对移动通信的发展历程进行了回顾，阐述了 5G 对个人生活、城市和社会的可能影响，特别是对 5G 的技术特点在医疗健康领域的应用场景进行了畅想，可以看出，5G 作为未来智能社会的网络基础设施，将产生全新的应用场景，特别是在医疗健康领域将带来全新的服务。

参 考 文 献

[1] 李天祥. Android 物联网开发细致入门与最佳实践[M]. 北京: 中国铁道出版社, 2016.

[2] 网优雇佣军. 为什么自动驾驶需要 5G？[EB/OL]. [2018-08-31]. https://www.huxiu.com/article/259676.html.

[3] 力合融科. 告诉你什么是 VR/AR/MR/HR, "虚实"之间的黑科技新发明[EB/OL]. [2018-10-30]. https://baijiahao.baidu.com/s?id=1615727496911819303&wfr=spider&for=pc.

[4] 丁耘. 5G 部署拉动中国数字化升级[C]. 2019 华为 5G is ON 峰会, 上海, 2019.

[5] 华为. 5G 时代: 十大应用场景白皮书[EB/OL]. [2019-03-28]. https://www-file.huawei.com/-/media/corporate/pdf/mbb/5g-unlocks-a-world-of-opportunities-cn.pdf?la=zh&source=corp_comm.

第 2 章　第五代通信系统

2.1　什么是 5G

　　5G 是指第五代移动通信系统，它以服务驱动，将先进通信技术与各个行业服务结合在一起，中国、韩国、日本、欧盟等都在投入相当大的资源研发 5G 网络。2018 年 2 月 23 日，沃达丰和华为完成首次 5G 通话测试。2018 年韩国三大运营商 SK、KT 与 LG 于 12 月 1 日在韩国部分地区推出 5G 服务，这次网络运营标志着新一代移动通信服务在全球首次实现商用。随后，工业和信息化部于 2019 年 6 月 6 日正式向中国电信集团有限公司、中国移动通信集团公司、中国联合网络通信集团有限公司、中国广播电视网络有限公司发放 5G 商用牌照，标志着中国通信进入 5G 商用时代。

　　2014 年，下一代移动通信网(next generation mobile network，NGMN)组织认为 5G 系统是以服务驱动的系统。这将不同于传统的前几代移动通信，不再是用一个全网指标来应对不同的应用场景，而是面向业务应用和用户体验的智能网络。5G 应用网络切片技术支持多业务场景、多服务质量、多用户及多行业的隔离和保护。而 5G 边缘计算支持分布式的边缘智能化服务，并推动用户向全面数字化、网络化和智能化转变。按照 5G 系统的服务驱动特点，5G 将由垂直行业推动，并产生新的发展。它将为工业、交通、农业等垂直行业提供专业化服务，进而支撑移动互联网向支撑各行业全面数字化、网络化和智能化的全新转型，催生更多创新应用业态和服务内涵，并进一步推动人类全社会数字经济蓬勃发展[1]。

　　5G 的部署采取两步走的方式，初期采用非独立组网架构，可依托现有的 4G 基站和 4G 核心网进行快速部署，但最终还是必须往独立组网 SA 架构的方向演进。

2.2　5G 的特点与应用场景

2.2.1　性能指标与关键能力

　　在 IMT-2020(5G)推进组 2015 年颁布的"5G 概念白皮书"中，该组织对 5G 主要场景与关键性能指标的目标值进行了定义[2]。

　　(1) 用户体验速率：真实网络环境下用户可获得的最低传输速率为 0.1～

1Gbit/s。

(2) 连接数密度：单位面积上支持的在线设备总和，100 万个设备每平方公里。

(3) 时延：车载系统中的端到端空口时延为 1ms。

(4) 单用户峰值速率：单用户可获得的最高传输速率，数十吉比特每秒。

(5) 流量密度：单位面积区域内的总流量，数十太比特每秒平方公里。

(6) 移动性：满足性能要求下收发双方间的最大相对移动速度，500km/h 以上。

以上指标中，用户体验速率、连接数密度和时延为 5G 最基本的三个性能指标。

5G 比 4G 还需要大幅地提高网络部署和运营的三大效率，其能效指标如下所示。

(1) 频谱效率：每小区或单位面积内，单位频谱资源提供的吞吐量，提升 5～15 倍。

(2) 能源效率(bit/J)：每焦耳能量所能传输的比特数，提升百倍以上。

(3) 成本效率(bit/¥)：每单位成本所能传输的比特数，提升百倍以上。

图 2.1 给出了 5G 在不同场景下所需的关键性能和能效指标。

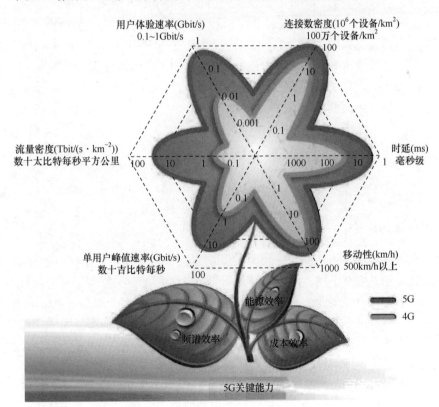

图 2.1　5G 之花

2.2.2　应用场景

作为新一代移动通信技术，万物互联和移动互联是 5G 发展的主要驱动力。满足物联网应用的海量需求，进一步提升移动互联网用户业务体验，服务于工业、医疗、交通、教育、服务等行业，它是 5G 未来的努力方向。

场景 1 描述了 eMBB 的特性和应用场景。eMBB 应对对带宽有极高需求的业务挑战，它满足人们对数字化生活的需求。5G 互联网将推动人类社会信息交互方式的进一步升级，它为用户提供 VR、AR、超高清立体视频、移动云等更加身临其境的极致业务体验，将带来未来移动流量超千倍的增长，也将推动移动通信技术和产业的新一轮变革。

场景 2 描述了 uRLLC 的特性和应用场景。uRLLC 聚焦大量数据传输的业务，满足人们对于数字化工业的需求。在车联网情况下，低时延和高可靠性是支撑自动驾驶、远程控制等业务的基本要求。另外，车联网业务在通信中的可靠性问题十分重要，它涉及生命安全，而在通信中低时延和高可靠是一对矛盾，5G 在这方面尚没有好的解决方案，为此专家试图通过优化网络的方法来实现[3]。

场景 3 描述了 mMTC 的特性和应用场景。mMTC 应对高连接密度要求业务的挑战，主要满足人们实时通信的需求，包括：移动医疗、车联网、智能家居、工业控制、环境监测等业务。它将成为物联网应用的一个增长点，支持数以千亿的设备接入网络，实现真正的"万物互联"，具有巨大的应用潜力。同时，也会给移动通信带来巨大的商机。

2.3　5G 关键技术

2.3.1　网络技术

1. 网络切片技术

5G 是服务驱动面向应用的技术。在面向多连接与多样化业务时，网络切片技术可以帮助 5G 按需组网，以使组网部署更灵活，利于分类管理。网络切片本质上是对网络实行分流管理，将运营商的物理网络划分为多个服务质量(quality of service，QoS)不一样的虚拟网络，而每个虚拟网络满足各自的服务需求。网络切片技术能够在一个独立的物理网络上切分出多个逻辑网络，避免了为每一个服务建设一个专用的物理网络，从而节省了大量成本[4]。

网络切片通常基于网络功能虚拟化(network function virtualization，NFV)和软件定义网络(software defined network，SDN)的架构来实现。NFV 通过使用 x86 等硬件及虚拟化技术承载专用硬件的软件功能，利用软硬件解耦和功能抽象实现新业务的快速开发与部署。SDN 将控制面和数据面进行分离，以利于编程。

如图 2.2 所示，运营商在同一基础设施上切出多个虚拟网络以适配各类业务与应用。每个网络切片都至少包括无线子切片、承载子切片和核心网子切片，从无线接入网、承载网到核心网，都是在逻辑上进行隔离。

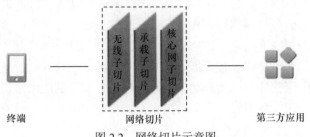

图 2.2　网络切片示意图

其实，网络切片实际上就是进行资源重组分配，重组是根据服务等级协议 (service-level agreement，SLA) 进行的。SLA 为指定的通信服务类型选择需要的虚拟和物理资源，对不同 QoS 实现资源分配，如图 2.3 所示。SLA 包括了各个用户数的 QoS 分配带宽参数。

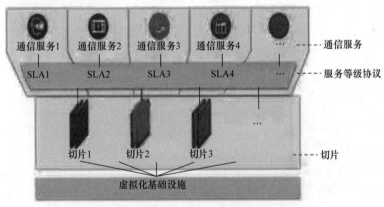

图 2.3　面向 SLA 的网络切片

5G 网络具有提供端到端的网络切片功能，它可以将所需的网络资源根据不同的需求在全网中进行灵活、动态的资源分配和资源释放，实现动态优化的网络连接，提升通信业务的总体效益。

2. SDN

SDN 是一种新型网络创新概念，是网络虚拟化的一种初级方式，其新颖性反映在将网络设备的控制面与数据面进行分离，从而实现了网络流量的总体灵活控制，奠定了网络加智能的基础。SDN 起源于高等院校的研究项目，2006 年，美国的全球网络创新环境(Global Environment for Network Innovation，GENI)项目资助的斯坦福大学 Clean Slate 课题，McKeown 的研究团队提出了 OpenFlow 的概念，它使控制平面和数据平面的接口标准化，提供了网络可编程的可能性。随后，McKeown 的研究团队进一步提出了 SDN 的概念。

　　SDN 在实际的网络环境中可以让网络控制更加灵活，特别是在数据中心部署、路径优化、避免数据拥塞等方面。云计算的发展和云数据的规模越来越大，SDN 将发挥越来越大的作用。SDN 的网络架构如图 2.4 所示。基于控制面与数据面分离，网络管理者在 SDN 控制器的北向接口(application-controller plane interface，A-CPI)上开发应用软件，以实现动态调整 SDN 控制器的路由协议。另外，SDN 控制器把原来分布在各个路由器上的数据流控功能集中起来，更有效地进行资源分配[5]。

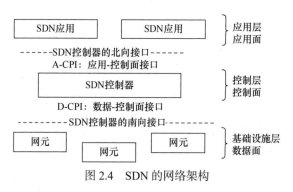

图 2.4　SDN 的网络架构

3. 网络和终端虚拟化

　　5G 网络架构虚拟化包括：①核心网虚拟化；②由宏基站和微基站组成的基站层虚拟化；③中继站和用户设备通过虚拟化技术混合组成的中继云虚拟化；④终端设备组成的终端云虚拟化。5G 的多层虚拟化网络架构如图 2.5 所示，它描述了同一层内相对于跨层间存在高容量和低成本的同层通信技术。在虚拟化的网络架构中，核心网的网元间和基站之间通过光纤进行连接，而在终端层和中继层内，采用设备直通(device to device，D2D)技术及有线直连。采用设备直通技术提高频谱资源的利用率，它通过近距离、低功率所提供的高空间重用因子来实现大容量、低成本的通信。无线接入网的瓶颈在于层间通信，特别是基站层和终端层之间的通信。

　　小区虚拟化采用平滑的、以用户为中心的虚拟小区，需要解决超密集网络的移动性和干扰问题，才可以为用户提供一致的服务体验。工作中交换虚拟电路(switching virtual circuit，SVC)基于混合控制机制进行工作，多个传输节点形成一个虚拟小区，其中一个节点被选为主控传输节点，它负责管理虚拟小区的工作过程，以及虚拟小区内其他节点的行为。而终端虚拟化是在邻近用户间，或同一个

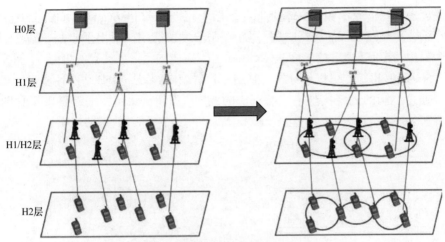

图 2.5　5G 的多层虚拟化网络架构

用户的多个设备间组成一个虚拟用户组或终端组，它主要负责从基站侧联合接收或者传输数据，如图 2.6 所示，4 个单载波终端合起来就具备了 4 个载波处理能力，它们协作传输共同提升目标终端的吞吐量。另外，一个虚拟终端组可以共享彼此的能力，它的所有设备都能共享授权载波上的控制面功能。

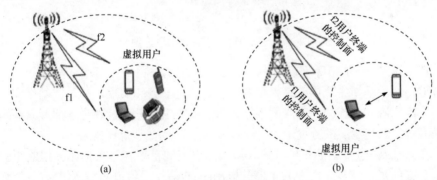

图 2.6　终端虚拟化

　　终端虚拟化和小区虚拟化赋予了层间协作通信更大的自由度，为层间通信带来了更大的灵活性。通过增加层内通信量和紧密的层内协作，带来了更加高效的层间通信。在虚拟终端和虚拟小区间，通信链路可以通过灵活选择或者联合处理得到优化，据此提高链路的效率[6]。

4. 密集组网技术

　　在 5G 的热点高容量典型场景中将采用宏微异构的超密集组网架构进行部署，以实现 5G 网络的高流量密度、高峰值速率性能。为了满足服务热点场景的高流量密度、高峰值速率和用户体验速率要求的性能指标，系统中基站间距将进一步缩小，各种频段资源的灵活应用、多样化接入方式及各种服务类型的基站将组成宏微异构的超密集组网架构。

　　5G 超密集组网可以划分为宏基站+微基站和微基站+微基站两种模式，两种模式通过不同的方式实现干扰与资源的调度[7]。超密集组网基站部署示意图如图 2.7 所示。

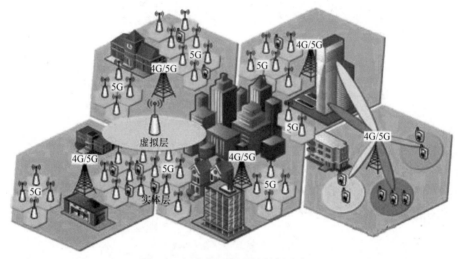

图 2.7　超密集组网基站部署示意图

　　在宏基站+微基站部署模式中，业务层面宏基站负责低速率、高移动性业务的传输，而微基站主要承载高带宽业务。这两种业务的实现是通过宏基站和微基站间的资源协同完成的，接入网根据业务发展需求及分布特性灵活部署微基站，从而实现控制与承载的分离。

　　在微基站+微基站部署模式中，微基站组成的密集网络将构建虚拟宏小区，它们在簇内多个微基站之间共享部分资源(包括信号、信道、载波等)。各个微基站在剩余资源上可以单独进行用户面数据的传输，从而实现 5G 超密集组网场景下的控制面与数据面的分离功能。

　　虽然超密集组网在改善系统容量和用户体验方面有着重要的优势，但由于小区部署的密集化，产生了同频干扰、用户频繁切换等问题。优化超密集组网仍旧是需要不断深入研究的问题[8]。

2.3.2　空口接口技术

1. 高可靠低时延短码技术

极化码在 2007 年由土耳其比尔肯大学的 Arikan 首次提出，这是第一种能够被严格证明达到香农极限的信道编码方法。极化码具有明确而简单的编码和译码算法，其纠错性可以超过广泛使用的 Turbo 码和低密度奇偶校验码(low density parity check code，LDPC)。极化码在使用改进后的连续消除列表(successive cancelation list，SCL)译码算法时，能以较低复杂度的代价，取得接近最大似然译码的性能。

极化码在短码上的优点为：比 Turbo 码有更高的增益，在相同的误码率前提下，信噪比比 Turbo 码低 0.5～1.2dB，更高的编码效率等同于频谱效率；极化码得益于汉明距离和连续消除(successive cancelation，SC)译码算法的优良设计，没有误码平层，可靠性相比 Turbo 码有提升，对于未来 5G 超高可靠性需求的业务应用能达到接近 100%的可靠性，可以解决垂直行业可靠性低的难题；极化码译码采用了基于 SC 的方案，复杂度降低，使终端功耗也降低，在相同译码复杂度情况下，极化码译码功耗降低到 Turbo 码功耗的 1/20，对于功耗十分敏感的物联网传感器而言，可以延长电池寿命[9]。

2. 大规模 MIMO 技术

大规模 MIMO 的概念 2010 年由贝尔实验室的 Marzetta 等研究人员提出。他们发现，当小区的基站天线数目趋于无穷大时，加性噪声和瑞利衰落等负面影响全都可以忽略不计，数据传输速率能得到很大提高。因此在大规模 MIMO 系统中，基站配置很多根天线，当天线达到几十、几百甚至几千根时，数量将达到现有 MIMO 系统天线数量的 1～2 个数量级，而基站所服务的用户设备数目远小于基站天线数目，因此基站可以利用同一个时频资源同时服务若干个用户设备，从而将充分地发掘通信系统的空间自由度。天线可以集中配置在一个基站上，从而形成集中式的大规模 MIMO，也可以分布式地配置在多个节点上，形成分布式的大规模 MIMO 应用。

应用大规模 MIMO 技术的通信系统具有如下几方面的优点：大规模 MIMO 技术通信系统的空间分辨率显著提高，因此能深度挖掘空间维度资源，它使得基站覆盖范围内的多个用户可以在同一时频资源上，利用大规模 MIMO 技术所提供的空间自由度与基站同时进行通信，提升了在多个用户之间的频谱复用能力，在不需要增加基站密度和带宽的条件下提高频谱效率；大规模 MIMO 技术可形成更窄的波束，集中辐射于更小的空间角区域内，从而使基站与用户之间的射频传输链路上的能量更集中，减少了基站发射功率损耗；大规模 MIMO 系统还有更好的鲁棒性能。由于天线数目远大于用户数目，它具有很强的抗干扰能力。当基站天线数目趋于无穷时，加性高斯白噪声和瑞利衰落等负面影响基本可以忽略。此外，大规模的基站天线数目提供了更多的选择性和灵活性[10]。

大规模 MIMO 技术的研究工作主要集中在信道容量、模型和传输技术性能分析、预编码技术和信号检测技术等方面。但是，实际建模和实测模型工作较少，还没有被广泛认可。为了充分地挖掘技术优势，我们需要深入研究符合实际应用场景的信道模型，计算分析其可达的频谱效率、功率效率，并研究最优的无线传输方法和信道信息获取方法，以及多用户共享空间无线资源的联合资源调配方法。

3. 节能技术

带宽的增加和大规模 MIMO 天线数量的增加使 5G 基站的功耗远大于 4G 基站。5G 基站带来的不仅是耗电问题，还有散热问题。同时，随着 5G 边缘计算和高速本地缓存的发展，未来那些挂在城市灯杆上的小基站将执行越来越多的数据存储和计算，5G 功耗已经成为新的挑战之一。

据统计，即使是在 5G 部署早期，并不考虑毫米波频段，采用小于 6GHz 频段与 4G 基站共站部署，5G 单站功耗也将成倍增加。另外，大规模 MIMO 将增加 5G 基站总功耗，尽管 5G 小/微基站的功耗远低于传统宏站，但分布更加密集，会导致网络的总功耗上升。

但是，随着 5G 基站硬件的不断改进，结合软件优化技术和智能优化技术，并随着半导体工艺不断升级，5G 能效将逐渐提升。另外，一些新的节能技术将广泛地应用于 5G 基站，如数据中心式的散热/冷却技术、智能化功耗调节技术、基站动态休眠技术、载频/时隙关断技术等。

5G 基站耗电问题已引起重视，设备商、运营商和铁塔公司等在内的全行业正在共同探索推进创新技术。

4. 非正交多址接入技术

非正交多址接入(non-orthogonal multiple access，NOMA)技术是 5G NR 空口的核心关键技术。它有望满足 mMTC 应用场景超低成本、超低功耗、海量小包的要求，以及 eMBB、uRLLC 应用场景小数据包随机突发情况下短时延、低功耗的要求，而且可以做到真正的免调度随机接入能力[11]。

ITU 定义的 5G NR 关键指标(key performance indicator，KPI)中针对 NOMA 设计最重要也是最密切相关的指标包括：mMTC 海量机器通信终端的连接密度达到 100 万个设备/km²；uRLLC 超低时延应用中达到 1ms。而针对差异巨大的垂直行业应用，如自动驾驶、商业零售、能源管理、银行金融保险、健康医疗、工业制造、公共交通与安全、运输与物流等行业所要求的 KPI 指标不同，技术指标更为复杂。

各应用场景下面临以下主要挑战。

(1) mMTC 是 NOMA 技术最重要的应用场景，面对的问题是海量的低成本+低功耗机器通信终端设备伴随不定时突发的上行小数据包发送，而传统的基于交互式确认模式的正交发送方案在空口信令交互时延和空口信令开销方面效率都比较低。

(2) 针对非连续突发小包业务的 eMBB 应用场景，面对的问题是小区边缘用户偏高的发射功率会引发显著的站间干扰，小区边缘用户基于传统接入方案的非激活状态终端在信令开销和高功率消耗上不可避免，导致整体上小区边缘的频谱效率相对较低。

(3) 针对 uRLLC 应用场景，业务特性主要表现为由周期性事件触发所引起的小数据包流量业务特性，基于交互式确认的现有技术在 RTT 时延和空口信令开销上的效率较低。

(4) 针对 V2V 应用场景，面临的主要问题是资源池随机共享带来的冲突问题、受限的车辆密度和较低的频谱效率，以及基于感知带来的高时延、低可靠性和较低的频谱效率。

NOMA 技术的主要设计目标就是解决上述问题。针对 NOMA 技术，中兴通讯股份有限公司提出的多用户共享接入(multi-user shared access，MUSA)是 NOMA 技术多种解决方案中最优秀的一种，是真正可以做到纯随机、免调度、高过载的方案，且接收机复杂度低、可实现性强。该方案采用复数三元短序列作为扩频码，这种序列码简单、容易运算，且低相关性属性非常明显。这种复数三元短序列扩频码资源数量远远大于其他厂家和运营商提出的方案，具有海量用户接入过程中的高冲突支持能力，最终实现远远优于 ITU 定义的 100 万个设备/km^2 的 KPI 指标。NOMA 技术将通过降低 5G NR 空口信令开销、降低终端功耗、增加海量终端连接数、提升频谱效率、降低空口时延、提升可靠性等技术手段，同时支持 mMTC、uRLLC 和 eMBB 等多种应用场景，全面提升 5G 网络的资源和功耗使用效率。

5. 非同步随机接入技术(IoT 物联网)

基于蜂窝的窄带物联网(narrow band internet of things，NB-IoT)是万物互联网络的一个重要分支，是 5G 实现万物互联的商用前提和基础。因此，NB-IoT 的演进更加重要，如支持组播、连续移动性、新的功率等级等。NB-IoT 为物联网领域的创新应用带来勃勃生机，给远程抄表、安防报警、智慧井盖、智慧路灯等诸多领域带来了创新突破。

NB-IoT 的主要特点如下所示。

(1) 覆盖广，对比传统 GSM，一个基站可以提供 10 倍覆盖面积，一个 NB-IoT 基站可以覆盖 10km 的范围。NB-IoT 比 LTE 和 GPRS 提升了 20dB 的增益[12]，因此在地下车库、地下室、地下管道等信号难以到达的地方，NB-IoT 仍然可以进行通信。

(2) 海量连接，200kHz 的频率可以提供 10 万个连接。提供的连接越多，所需建设的基站数量就越少，将大幅地降低费用。

(3) 超低功耗，NB-IoT 使用 AA 电池(5 号电池)便可以工作十年，无须充电。

NB-IoT 引入了扩展不连续接收(extend discontinuous reception，eDRX)省电技术和省电模式(power saving mode，PSM)，进一步降低了功耗，延长了电池使用时间。在 PSM 下，终端仍旧注册在网，但信令不可达，从而使终端更长时间地驻留在睡眠周期以达到省电的目的。eDRX 省电技术进一步延长终端在空闲模式下的睡眠周期，减少接收单元不必要的启动，相对于 PSM，大幅度提升了下行可达性。

　　NB-IoT 的主要不足为：部署频率是授权的，必须由运营商来部署；模块成本较高。

6. 同频同时全双工技术

同频同时全双工(co-frequency co-time full duplex，CCFD)称为同带全双工(in-band full duplex，IBFD)或者单信道全双工(single channel full duplex，SCFD)或者简称为全双工(full duplex，FD)，是一种能在相同的频率资源、相同的时刻，同时发射和接收电磁波信号的技术，能将现有的频谱效率提高一倍，具有广泛的应用价值和研究意义。

同频同时全双工的自干扰消除通常采用以下三种技术的组合：天线隔离技术、模拟自干扰消除技术和数字干扰消除技术。其中，天线隔离技术是一种利用电磁波传播和衰减特性的方法，指的是通过天线设计，降低发射天线与接收天线之间的电磁耦合影响或者使电磁波在天线上实现反向抵消，使通信节点发射信号在其接天线处尽可能小；模拟自干扰消除技术指的是从接收机的模拟信号中减去发射机信号的部分；数字干扰消除技术指的是从接收机的 A/D 转换器输出的数字信号中减去数字的自干扰部分。上述干扰消除方法中，天线隔离技术属于被动干扰消除方法，而模拟自干扰消除技术和数字干扰消除技术属于主动自干扰消除方法。而这两种主动干扰消除方法的区别在于，一种工作在模拟域，另一种工作在数字域。由于三种方法工作在信号处理的不同器件上。因此，它们的效果在一定范围内具有累加性。理论上讲，自干扰是可以被完全消除的，因此该技术在理论上可以将频谱效率提高一倍。但是，实际工作中，由于信号处理技术精确性和数字采用的量化限制，我们尚无法彻底消除这种自干扰，系统容量无法达到传统系统的两倍。但目前点对点同频同时全双工系统容量已能达到传统系统的 1.8 倍以上，标志着同频同时全双工的点对点通信技术已经基本成熟。

深入研究干扰消除，必须认识到全双工系统的自干扰实际上是本通信节点同节点的发射机信号，因此对于接收机而言，自干扰是完全已知的干扰。不难理解，理论上这种干扰是可以完全消除的。然而实际中最大的困难是同频同时全双工的自干扰发射天线距接收天线很近，其干扰强度很强；而节点需要接收的通信信号来自较远地方，因此极其微弱。这个巨大差异要求自干扰消除器具有超级消干扰能力。以微蜂窝小区(femto-cell cellular，FCC)系统为例，设基站的发射功率为

21dBm，接收机本底噪声功率为-100dBm。假设基站发射机和接收机天线之间的隔离度为 20dB，那么进入模拟和数字干扰消除器的自干扰功率大约为 1dBm。考虑实际通信情况，尚需消除大约 101dB 才能较好地发挥系统通信能力。如果应用于宏蜂窝，那么就需要更大的自干扰消除能力。目前普遍认为，基站应用的同频同时全双工自干扰消除能力需要达到 120～130dB。为了实现这样的优质干扰消除指标，信号处理需要在系统的非线性区域进行处理，它表现在非线性的相位噪声、IQ 路不平衡、功放的非线性等各个方面，它是新系统干扰消除器实现方法的最大挑战之一[13]。

7. 毫米波技术

在频谱资源越来越紧缺的情况下，毫米波频谱资源成为第五代移动通信技术的重点，因为毫米波段拥有巨大的频谱资源，所以成为大规模 MIMO 通信系统的首要选择。毫米波的波长较短，在大规模 MIMO 系统中可以在系统基站端实现大规模天线阵列的设计，从而使毫米波应用结合在波束成形技术上，这样可以有效地提升天线增益，但是因为毫米波的波长较短，所以在毫米波通信中，传输信号以毫米波为载体时容易受到外界噪声等因素的干扰和不同程度的衰减[14]。

在无线通信的背景下，毫米波通常对应于 38GHz、60GHz 及 94GHz 附近的几个频带，并且美国联邦通信委员会早在 2015 年就已经率先规划了 28GHz、37GHz、39GHz 和 64～71GHz 四个频段为美国 5G 毫米波推荐频带。这四个频带适合长距离通信，信号损耗较小。这些频率能在多路径环境中顺利运作，并且能用于非可视距离(non line of sight，NLoS)通信。透过高定向天线搭配波束成形与波束追踪功能，毫米波便能提供稳定且高度安全的连接。

毫米波的主要优势为：可用频谱宽大，结合各种多址复用技术的使用，可以极大地提高信道速率，它适用于高速多媒体传输业务；可靠性高，同频干扰较少，具有一定的抵抗雨水天气的影响特性；辐射方向性强，而且受空气中各种悬浮颗粒物的吸收衰减较小，通信保密性较好，适合短距离点对点通信；另外，由于毫米波波长极短，所需的天线尺寸很小，易于在较小的空间内集成大规模天线阵。

毫米波在自由空间中传播时具有很大的路径损耗，通信能力随通信距离增大急剧衰减，导致毫米波通信主要是视距信道传播和少量的一次反射的非视距传播，其具有传输路径稀疏的信道特性。另外，毫米波还有一个天然缺点，那就是不容易穿过建筑物或者障碍物，并且发射信号容易被叶子和雨水吸收。所以 5G 毫米波采用小基站的方式来加强传统的蜂窝塔。

在毫米波通信系统中，一方面，信号的空间选择性和分散性被毫米波的高自由空间损耗和弱反射能力所限制；另一方面，毫米波通信系统配置了大规模天线阵，因此通信多依赖多天线进行，在毫米波系统中天线的数量要远远高于其他波段，尽管它与 MIMO 系统中独立同分布的瑞利衰落信道模型有本质不同。目前已经有大量的文献研究小尺度衰落的场景，在实际通信过程中，多径传播效应造成的多径散射现象和时间扩散及角度扩散之间的关系还未被综合考虑。

2.4　本　章　小　结

本章对 5G 中的性能指标、技术特点和应用场景进行了阐述，特别是对 5G 的各项关键技术，如网络切片、软件定义网络、网络虚拟化、终端虚拟化和密集组网等技术进行了简介，同时也对 5G 的空中接口技术进行了逐项分析，具体包括短码技术、MIMO 技术、NOMA 技术、NB-IoT 技术、同频同时全双工技术和毫米波技术。这些技术为 5G 在智慧医疗中的广泛应用提供了基础。

参 考 文 献

[1] 夏旭. 探索 5G 时代的垂直行业需求, 分析与垂直行业合作的机遇与挑战[EB/OL]. [2019-03-10]. https://www.cww.net.cn/article?id=447080.

[2] IMT-2020(5G)推进组. 5G 概念白皮书[EB/OL]. [2015-02-10]. https://wenku.baidu.com/view/8a131165c281e53a5802ffbe.html.

[3] 李进良. 4G 改变生活 5G 改变社会[J]. 移动通信, 2019, 4: 52.

[4] 游闻天下. 5G 切片到底"切"的是啥? 又是如何实现的? [EB/OL]. [2019-03-10]. https://www.qianjia.com/html/2019-03/12_328444.html.

[5] 佚名. 构建 5G 网络的核心技术: SDN 与 NFV 的区别与联系[EB/OL]. [2017-05-05]. https://blog.csdn.net/weixin_33874713/article/details/90328932.

[6] 周宏成. 5G 超密集网络虚拟化解决方案[J]. 电脑与电信, 2017, 3(247): 40-42.

[7] 5G 知识分享. 5G 关键技术之超密集组网(UDN)[EB/OL]. [2019-01-16]. https://baijiahao.baidu.com/s?id=16227389613909686.

[8] 刘旭, 费强, 白昱, 等. 超密集组网综述[J]. 电信技术, 2019, 1: 18-20.

[9] RF 技术社区. 5G 空口技术简介[EB/OL]. [2016-09-26]. https://www.lanfsy.com/jszx/aritcle87.html.

[10] 戚晨皓, 黄永明, 金石. 大规模 MIMO 系统研究进展[J]. 数据采集与处理, 2015(3): 544-551.

[11] 王跃, 袁志锋. NOMA, 满足 5G 三大应用场景需求的 NR 关键技术[EB/OL]. [2018-08-27]. https://www.zte.com.cn/china/about/magazine/zte-technologies/2018/6-cn/5G-volume/Tech-Article.

[12] 物联网电子世界. NB-IoT 无线技术介绍[EB/OL]. [2018-07-19]. https://baijiahao.baidu.com/s?id=1606378053703379484&wfr=spider&for=pc.

[13] 焦秉立, 刘三军, 张建华, 等. 5G 同频同时全双工技术[M]. 北京: 人民邮电出版社, 2017.

[14] 5G 知识分享. 5G 关键技术之毫米波技术[EB/OL]. [2019-01-14]. https://baijiahao.baidu.com/s?id=1622648259048845422&wfr=spider&for=pc.

第3章 医疗信息化发展

随着网络通信和计算机技术的结合，医疗信息化出现了规模性发展的趋势，相应标准化工作迫在眉睫。各种联盟组织(包括国际开放基金组织)的投入使得移动医疗监护的数据具有一定的共享特性。

我国移动医疗监护大约起始于20世纪80年代。1988年，中国人民解放军总医院(301医院)借助卫星通信，与德国同行进行了一例神经外科的远程病例讨论。1995年，在上海成立了远程医疗会诊研究室。近年来，我国城市医疗网络发展很快，多家医疗机构相继建立了远程会诊中心，可以进行会诊、读片、讲座、交流等远程医疗服务。随着区域卫生信息平台试点的推广，医疗信息服务将逐步向一级医院、二级医院及社区卫生服务中心和乡镇卫生院下沉，其应用进一步延伸。

在中华人民共和国卫生部、中华人民共和国工业和信息化部、各级政府及市场推动下，我国医疗信息化在硬件设施、软件开发和信息技术(information technology, IT)服务上已经得到迅速发展，并且移动医疗监护模式也正在更新。但是，对比国际发达国家，我们的探索研究起步较晚，尚有许多需要解决的问题。

3.1 国外医疗信息化发展状况

将信息技术作为工具应用于医学工作是世界潮流之一。根据各国特色，本节介绍美国、澳大利亚、印度、英国、挪威、芬兰和日本的情况，并希望在我国发展中有所借鉴。

3.1.1 美国

美国医疗信息化发展开始于20世纪60年代初，它的发展过程可以大致分为三个阶段：一是独立应用阶段，它以医院信息系统建设为主，目的是提高医院内部运行效率；二是社会自治阶段，它以区域卫生信息化建设为重点，制定一系列卫生信息标准和法规，将分散在不同医疗机构的信息集中起来，实现区域卫生信息共享；三是政府介入和引导阶段，它通过经济激励措施方法来推进电子病历建立和使用，在实际运营中实现医疗服务体系整体服务质量和效率的提升。

2004年，布什政府提出了建立国家卫生信息网(National Health Information Network，NHIN)战略规划来实现系统互联与信息共享，它成为美国卫生信息化建设的核心目标。2008 年，在不断蔓延的经济危机下，奥巴马政府提出一项财政刺激计划，经参众两院协商，最终在 2009 年 2 月 12 日形成了一项规模高达 7870 亿美元的刺激经济方案——《美国复兴与再投资法案》。该法案包含了一系列对医疗信息技术的鼓励和协调措施，所需拨款总额高达 190 亿美元，统称为"医疗信息经济和临床健康法案"(Health Information Technology for Economic and Clinical Health Act，HITECH)。该法案中医疗卫生信息化改革占全部篇幅的 20%左右，美国政府对于推进卫生信息化的重视程度可见一斑。此次医疗信息化的具体措施有以下几方面[1]。①为了推进信息化工作和有效领导，建立国家医疗信息技术协调办公室及下属机构。②采纳卫生信息技术标准，对实施细则进行审核。③推动卫生信息技术的援助项目及贷款。④在卫生信息技术中注意患者卫生信息的安全和隐私保护。⑤对医疗援助制度下使用以电子病历为核心的卫生信息技术的单位进行激励。

　　HITECH 颁布后，美国卫生系统的应用水平有了显著提升。2011 年美国国家卫生统计中心显示，拥有基本电子健康记录的医生比例急剧上升。这一比例从 2009 年的 20%上升到 2011 年的 34%[2]。截至 2013 年 4 月，291000 名医生和 3800 个医疗机构获得了电子病历激励计划的奖励，2008~2012 年医生使用电子处方的比例从 7%增加到 54%。电子病历广泛地应用于预防保健、自我健康管理方面，对提升服务质量和效率起到有益的帮助。调研数据显示，在电子病历系统帮助下，高血压患者的平均血压得到了有效降低，血压控制到安全范围内的比例达到 60.8%。使用卫生信息系统也提高了药品使用的安全性，而药物不良反应的发生率则从每年每百人 25.8 次下降到每年每百人 18.3 次[3]。

　　美国得克萨斯州的 Parkland 纪念医院创建于 1894 年，是美国最大的公立医院之一[4]，其信息化建设分为医疗信息系统和信息工程系统。医疗信息系统包括电子病历、单点登录、实验室管理系统等。在信息工程系统方面，Parkland 纪念医院由信息中心负责规划和建设所有与信息沟通相关的内容。医院信息中心主任 Allen 介绍，在这个过程中，医院信息中心组织建立了几个工作小组，分析不同业务领域的问题，从医院信息化的角度进行系统规划，协助各部门完成相关的系统建设。

　　目前，美国的医疗服务信息化战略正在迅速展开，新的医疗信息化技术层出不穷。谷歌公司与美国的医疗中心进行合作，为数百万社区患者创建电子病例，它能够实现医生对患者的远程监控。微软公司还推出了一个新的健康信息服务平台，帮助医生、家属及患者对身体实际情况进行实时追踪。英特尔公司进军数字医疗平台，利用网络和信息技术帮助医生与患者进行实时互动。总体而言，美国医疗信息化建设主要具有以下特点[5]。

　　(1) 重视激励机制，推动信息化建设。从克林顿政府时代起，美国政府就要求医疗机构尽快进入数字时代[6]；布什政府在 2004 年众议院年度国情咨文中专门强调并推动了医院信息系统建设；奥巴马政府积极推行新医改计划，在建立医疗保险的同时，将普及电子病历作为医疗改革的最终目标之一。政府十分重视医疗信息化建设，各医院也积极参与信息化建设。

2010 年，美国通过了一项"强制性"财政激励法案，目的是鼓励医疗机构使用电子病历，对安装高效电子病历系统的医疗机构进行财务激励，对不使用电子病历系统的医疗机构实施相应的处罚[7]。

(2) 政府部门和社会组织共存，从多角度进行效益评价。美国的医疗信息化系统主要从两个维度进行架构，一是政府层面的信息化投入，建立国家卫生信息技术协调办公室(Office of the National Coordinator for Health Information Technology，ONC)和医疗保险与医疗救助服务中心(Centers for Medicare and Medicaid Services，CMS)。二是建立社会层面的学术组织——医疗信息与管理系统协会(Healthcare Information and Management Systems Society，HIMSS)。一方面对医疗信息系统的标准化进行测试和认证，另一方面对采用认证信息系统的医疗机构予以资金方面的支持。

此外，美国政府部门和社会组织针对提高医疗服务质量与效率的问题，从多个角度评价医疗信息化建设的效益[8]。并用不同机构组织对卫生信息化建设进行多角度评价，由此助力医疗信息化建设。

(3) 建立统一规范的信息数据标准，制定信息数据交换合作协议。美国医疗信息数据化建设非常注重标准化体系建设，并统一协调各类标准的融合。目前，美国已经建立了一套非常完善的医疗信息数据标准，并制定《国家卫生信息交流合作协议计划》和《先进卫生信息化战略研究计划》，拨款约 6 亿美元用于支持各州之间卫生信息数据标准的使用。

(4) 完善相关法律法规，保障公民信息安全。美国颁布了《医疗保险可携性与责任法案》《改进医疗信息技术》等专门法案，在保护个人医疗信息数据隐私、提高患者对电子健康信息的可获得性、评估卫生信息技术产品易用性和安全性、鼓励新技术应用等方面做出了多项具体规定。此外，美国政府还完善了一系列健康信息立法，以保护公民的信息安全，减轻公民对医疗信息隐私泄露的担忧。在此基础上，美国一方面广泛地开展卫生信息隐私教育活动，另一方面提高卫生信息使用的公众透明度。

整体来看，美国医疗信息化建设取得了较好的成绩，主要在于政府重视信息化建设投入，奖惩机制明确；政府部门与社会组织共存，多角度进行效益评估；信息化技术标准统一，制定信息交换合作协议；相关法律法规完善，保障居民信息安全。

3.1.2　澳大利亚

同世界许多国家面临的挑战一样，近年来澳大利亚卫生支出持续增长，政府财政负担日益沉重，人口老龄化导致心血管病、糖尿病等慢性病发病率上升，公众对医疗安全和医疗服务质量的要求日益提高。2005～2006 年，澳大利亚政府在医疗卫生领域的开支约为 870 亿美元，占该年度国内生产总值(gross domestic product，GDP)的 9%。较 1960～1961 年的 3.8%，有了明显的上升，而且上升趋势还将继续。根据预计，到 2045 年澳大利亚医疗卫生领域的开支将占 GDP 总量的 16%～20%。虽然医疗卫生领域的开支逐年上升，但该领域仍然面临巨大的压力和挑战。例如，澳大利亚发达和欠发达地区存在的显著差别、伴随庞大的老龄化人口和不断增长的慢性病发病率，患者对于先进医疗手段和复杂医疗服务的需求，以及对于具备熟练技能的医疗工作者服务的需求等不断增加[9]。

为了建立更加完善的医疗卫生服务体系，澳大利亚启动了新一轮的卫生体制改革，卫生信息化建设是本次改革的重要内容之一。澳大利亚卫生与老龄部对全国卫生信息化的整体发展状况进行了评估，并于 2008 年 9 月 30 日公布了国家 E-Health 战略。该战略分为短期、中期和长期三个阶段[10]。短期阶段建设期为 3 年，主要任务是加强电子医疗的基础设施建设，制定统一的国家监管框架及电子医疗的程序标准；中期阶段建设期为 6 年，澳大利亚根据形势发展，具体制定电子医疗的程序标准，完善实施标准。长期阶段建设期为 10 年，在原有建设成果的基础上，继续加强电子医疗的标准化建设，维护和完善电子医疗的基础设施，建立和巩固电子医疗的长效机制。通过国家 E-Health 战略的实施，澳大利亚希望能建立一个以居民个人电子健康档案为核心、全国协同的卫生信息系统，实现医疗信息的共享，提高计划、管理和服务水平，建立一个更安全、高质量、稳定、公平的医疗卫生体系。

在 E-Health 战略的指导下，澳大利亚近年相继开展了医疗标识(healthcare identifier，HI)服务、个人控制的电子健康档案(personally controlled electronic health record，PCEHR)建设和国家健康身份认证服务等全国性项目[11]。2010 年，国家卫生信息化执行委员会委托澳大利亚人类服务部下属的医保局开展 HI 服务，旨在为每个医疗服务机构(个人)和患者分配一个 HI，作为卫生信息系统内唯一的、永久的识别码，以促进个人控制的电子健康档案等广泛的卫生信息化项目的建设。国家健康身份认证服务(national authentication service for health，NASH)是澳大利亚 E-Health 战略的又一关键内容，用于在利用信息系统从事医疗活动时确认个人和机构的身份。为了解决个人健康信息碎片化的问题，促进不同医疗服务提供者共享健康信息，澳大利亚政府于 2010 年批准开发 PCEHR 系统。PCEHR 系统是一种具有较高安全性的个人医疗记录电子档案，该档案数据信息来自多个不同的系统，通过网络连接将数据和信息保存在同一系统中供用户使用。PCEHR 系统允许用户对保存的数据进行浏览和查找，此外，用户还可以浏览所有病历文件，查询汇总后的用户药物过敏史、免疫记录、不良反应和近期治疗情况等信息[12]。

在建设医疗业务信息系统内部数据采集与汇总的基础之上，各类医疗决策支持系统作为临床信息系统，通过衍生优化功能集成在系统中，并通过不同方式为用户提供支持[13]。几类典型的决策支持系统包括电子处方系统、医疗顾问系统、初级卫生保健工具栏、全科医生伙伴系统、商业智能系统等。这些决策支持系统一方面可以通过对公共卫生信息的公开与便捷获取，结合个人健康与诊疗信息为用户的健康自我管理提供便利，另一方面可以采集各医疗服务机构的数据，通过智能分析软件，对辖区内各个医疗服务机构的运行状况进行全面及时的监测分析。

澳大利亚还拥有政府主导的大众医疗健康信息服务平台[14]。2005 年 7 月，澳大利亚的国家电子医疗过渡管理局(National Electronic Health Transition Authority，NEHTA)由联邦政府、州政府和地区政府共同创建，它的宗旨是提供标准的健康信息，加强卫生保健系统，引领全国电子卫生保健系统的协调发展。NEHTA 的主要服务内容有四项。一是数字医疗：通过该板块，用户可以了解数字医疗的有关知识、数字医疗激励计划，以及相关医务人员和患者采用最新的数字医疗技术情况，从而加强与推进数字医疗的管理和对患者的护理应用。二是"自我健康记录"系统：该系统可以提高患者的自我护理能力。该系统鼓励患者注册并使用自我健康记录系统，这样临床医生和患者可以使用自我健康记录系统进行交流，提供护理服务。三是应用者平台：它为用户提供临床资料、电子医疗相关平台、电子健康基金会、医疗健康信息供应链等链接。通过访问这些链接，用户可以获得更多的医疗信息。四是新闻事件：网站刊登发布一些医疗健康相关的时事新闻。NEHTA 与其他机构有着广泛的交流和合作，可以发布丰富可靠的相关信息。

近年来，澳大利亚为建设标准化和电子化的全民健康信息系统，进行了大量的资金投入[10]。2010 年，澳大利亚政府给电子医疗领域划拨了 4.67 亿美元的财政预算，支持时间为两年。得益于该预算支持，澳大利亚开始在全国推行 PCEHR系统。该预算在 2012～2013 财政年度将继续执行，拨款额度为 2.34 亿美元[15]。2011 年，澳大利亚政府为推进远程医疗计划斥资 6.2 亿澳元，用于建立医疗专家和患者之间的视频连接，以及对使用远程电子医疗技术的专家、医生、护士等的奖金发放。2015 年，澳大利亚政府又批准财政预算 4.85 亿澳元，重新启动上届工党政府已耗资数十亿澳元创建的电子医疗档案系统。不过澳大利亚卫生部长普莉贝丝在一项声明中提到："预计到 2025 年，澳大利亚的 PCEHR 项目预计将带来115 亿美元的净利润"。

总的来说，澳大利亚的医疗是信息化发展的典范之一，它从整体设计出发得到完善的体系，代表了世界领先水平。其政府积极推动国家电子医疗战略的实施，建设标准化和电子化的全民健康数据系统，实施全国性电子医疗系统，并大量地投入资金，其相关政策措施具有重要启示意义。

3.1.3 印度

印度是一个拥有超过 13 亿人的大国(2020 年底印度人口数量为 13.8 亿人)，且贫富差距严重。根据日本《外交学者》杂志网站在 2014 年 3 月 4 日的报道，32.7%的印度人口生活在国际公认的极端贫困线以下(即每人每天生活费不足 1.25 美元)。大多贫困人口分布在农村，受教育水平较低，且患病率居高不下。尽管印度的各项公共健康指标和发达国家之间仍有一定差距，但自印度独立以来，在降低非正常死亡率与疾病率和提高出生率方面还是取得了良好的进展[16]。

必须承认，印度医疗卫生体系公平性较高，国民看病的费用绝大部分是由印度政府支出的。印度劳动就业部于 2008 年推出了全国性的公共健康保险计划(Rashtriya Swasthya Bima Yojana，RSBY)，以保护贫困人口和家庭免受住院费用造成的财务风险[17]。截至 2016 年 9 月，6500 万个家庭中有 4100 万个家庭(约 1.5 亿人)加入了 RSBY 并受益。尽管在实际运行中尚存种种不足，但这套医疗体系在一定程度上减轻了贫困人口和贫困家庭医疗的经济负担，在客观上较大限度地保证了医疗体制的公平性。

印度的医疗卫生体系采用三级体制，即位于乡村的初级医疗中心、位于地区的二级医疗中心，以及位于大城市属于三级医疗中心的医科大学附属医院。尽管卫生保健系统网络比较发达，但农村地区接入卫生保健系统还是不能令人满意。印度国内的案例研究已经证明：远程医疗的技术可以从第三等级通过第二等级向第一等级转移有关的知识和信息，包括患者护理、卫生保健提供商和管理部门的专业与技能。

建立保险制度是印度医保改革中十分重要的一项。2007 年，印度政府为降低过高的自付费用支出，推出全民健康保险计划，其目的是帮助那些生活在贫困线以下的人[18]。由于保险行业具有对全面实现相关信息有效存储和获取的需求，期望以自动化方式帮助医院解决烦琐的管理收费问题，该行业已经成为印度医疗信息化实际的推动力，高级计算发展中心、Wipro GE 卫生保健等多家大型信息技术公司正在积极参加这项工作。

印度信息技术部(Department of Information Technology，DIT)和通信信息技术部通力合作，已经在印度设立了 75 个以上的监测点，所进行的研发包括远程医疗软件系统，既可以通过广域网实现对孟加拉邦热带病的诊断和监测，也可以通过肿瘤网络实现对癌症的监测、治疗、缓解疼痛、患者随访和持续保健服务等。

在印度这样的发展中国家，由于财力和后勤方面的限制，在远程医学教育上，合格的教师、知识资源、学习材料和教学技术等并不能得到保障。但随着远程医疗和信息技术的进步，学术医学培训中心可以与外围医学院联系起来，弥补知识差距，通过互动的虚拟教室、手术过程的视频会议、访问网络图书馆和网络教学活动等形式实现远程学习。

印度还开发两款设备：灾害管理系统和远程移动大篷车。两者均为信息通信私立有限公司及其研究机构的工作成果。灾害管理系统是一种便携式防水、防震且可拉伸的工具包，可利用无线电波以视频会议的形式向控制中心传送医疗、研究和调查数据，可以在边远地区进行部署，从而为遭受如地震、洪水、台风等自然灾害侵袭的场所提供迅捷的医疗援助和服务。远程移动大篷车可以在最短时间内抵达受灾地点，并提供全面的医院设施，包括 L2 导联心电图、移动 X 射线机等，利用实时视频会议传送医疗影像和数据[19]。

2020 年，受收入增长、健康意识增强、支付者增多等因素的推动，印度医疗市场规模达到 2800 亿美元。医疗设备/诊断市场的当前价值估计为 50 亿美元，而且还在增长。在印度，每 1457 人有一名医生，低于世界卫生组织规定的比例，这也显示了在 13 亿多人的经济中，医疗创业公司的巨大潜力[20]。得益于印度政府卫生政策的大力推动，科技产品初创企业的数量和它们获得的资金不断增加。2015 年，印度医疗保健信息提供商 Practo 完成了新一轮 9000 万美元融资，由腾讯公司领投，Practo 的总融资额增至 1.24 亿美元[21]。这表明市场资本继续涌向印度的创业公司。一项报告显示，自从 2015 年以来，印度仅生物健康领域便总共吸引了 3.38 亿美元融资。2018 年，总部位于印度古尔冈的数字医疗创业企业 1mg 获得了一笔 1500 万美元 C 轮融资，1mg 的核心业务是一个药物数据库，提供有关药物副作用和药物最佳替代品的信息，2016 年以来，1mg 还开拓了很多新业务，包括电子药房、电子诊断和在线门诊等服务，均获得消费者好评。目前 1mg 已经获得了 3600 万美元的融资[22]。

印度对于远程医疗技术越来越熟悉，在技术上也具备用户需要的资源，带宽连接已经广泛地普及且费用在迅速下降。基于印度的国情，印度的医疗体制发展颇具特色。虽然该体制尚存在一些弊端，但仍有值得我们借鉴的地方。

3.1.4　英国

英国在传统的医疗保健领域是全球公认的领先者之一，它创建了全民免费医疗服务体系——英国国家医疗服务体系(National Health Service，NHS)，该体系具有"卫生成本低、健康绩效好"的特点，为世界各国所称道。而在 NHS 高效运转的关键因素中，卫生信息化系统的广泛使用功不可没。

NHS 自 1948 年起实行，目的是通过支付大部分或全部医疗费用，为全体国民提供广泛的医疗服务，使英国成为世界上医疗服务制度相对完善的国家之一。2002 年，英国提出 NHS 国家信息化项目的总目标：提供预约、择医、电子处方、图像存档等服务，实现全国范围内家庭医师间的病历转诊，构建全国范围内的 NHS 电子邮件系统网络等[23]。英国 NHS 信息总监 Granger 表示：目前的一系列举措都在致力于解决全国医疗体系长期存在的问题，例如，如何预防医疗差错、如何解决医疗服务质量的不平衡问题，以及如何面对不断上涨的医疗费用。NHS旨在为患者提供更优质安全的医疗服务。

英国医疗行业专家 Bosec 表示，英国的医疗信息化覆盖了基础医疗、全国医疗保健 IT 项目、远程医疗、个人保健和移动医疗等多个领域[24]。

在基础医疗方面，2000 年中期时，从所有全科诊所收集服务数据并计算报酬的系统已经在英国投入使用，截至 2018 年，NHS 已经实现完全无纸化。如今，NHS 各全科诊所均已实现信息化。

在全国医疗保健 IT 项目方面，自 2005 年起，英国就建立了一系列全国重点IT 项目，如中枢系统、快速预约服务、护理记录摘要、电子处方和医学影像共享系统等。这些项目的实施取得了良好的效果，其中 NHS 中枢系统每月要处理的数据交互超过 1.5 亿次，而电子处方系统的应用也使处方错误下降了 60%。

在技术方面，远程医疗等 NHS 医疗系统开始重点关注个体需求、患者的独立能力和预防保健等领域。目前，在医疗系统试点项目中，远程医疗的应用已被证实在改善临床病情的转移和发展，实现良好转归方面具有显著成效。

在个人保健和移动医疗应用方面，英国已创建的 NHS Choice 网站每年拥有超过 1 亿人次的访问量，成为欧洲最大和访问最频繁的卫生信息网站。另外，NHS还开发了一系列移动应用，包括保证临床安全的一系列 APP 等，以更快地适应移动医疗的发展。

在构建 NHS 的过程中，英国电信公司发挥了至关重要的作用[25]。英国电信公司在 NHS 项目中主要做了如下三件事情：在网络层面，建立了快速、安全的国家宽带网络 N3；在支撑层面，建立了一整套全国电子病历数据库和邮件系统，即国家病历中心 Spine；在应用层面，建立了综合性地方病历应用程序和 IT 支持系统，即地区服务中心 LSP。通过 NHS，英国电信公司为英国政府每年节省 1.92亿英镑开支，并且给医疗体系提供了高效灵活的工作方式[26]。

信息整合是医疗信息化建设的最大挑战，它源于人口流动带来的信息不断发生变动。因此，我们迫切需要一个互相整合的信息系统和平台。英国建立了一个支持复杂通信信息处理的核心构架，当患者初次进诊所时，便会被记录下所有的基本信息。通过网络连接，8000 多所分布在不同地区的机构都可进入中心数据库，共享患者信息。信息不需要重复记录，还可以随时更新，大大提高了医疗机构的检索效率和患者预约的准确率，更有利于为居民建立共享的电子健康记录，掌握社会公共卫生整体状况。

当然，英国的 NHS 在医疗信息化方面也存在着弊端。它在追求高福利水平与公平性的同时，也给予了政府巨大的财政压力[27]。此外，英国民众对 NHS 也存在许多不满，例如，在 NHS 下，由于医院的床位、医护人员数量的限制，患者并不是随时能看到专科医生。患者一般就诊需要根据医院繁忙程度和患者病情，平均需等 1～12h，部分手术则需要预约 6～12 个月[28]。由此看来，在"免费医疗"的巨大光环下，NHS 也存在一些明显的问题。

英国医疗行业专家 Bosec 曾对数十年来 NHS 的信息化发展历程做了经验总结，他认为：对于技术的引进，必须要明确其预期效益，必须以医生的需求为引导，在引进新技术时，应注意医生和患者配置及引进方法。而在实施医疗信息化过程中，需要制定方向、政策、标准和目标[24]。

3.1.5　挪威

挪威的低人口密度和社会健康高支出率(占挪威国内生产总值的 9.9%)使得挪威的人均医疗健康支出高于其他欧洲国家。挪威政府和卫生局致力于通过使用创新的信息和通信技术(information and communication technology，ICT)来改善该国的卫生健康服务。利用 ICT 促进健康或改善保健可称为电子健康，该技术包括集合患者医疗数据的电子健康记录(electronic health record，HER)，并允许在医疗保健系统之间更有效地共享数据；医疗保健专业人员使用远程医疗技术评估、诊断和治疗生活在偏远地区或农村地区的患者。

挪威社会群体受益于一体化的电子医疗保健系统，无论个人的收入水平或地理位置如何，患者都处于其中心位置，每个公民均可以获得国家支付的医疗健康保障服务。挪威约有 85 家医院，每家都由中央政府拥有，同时政府建立了 5 个主要的区域性卫生企业来支持医疗卫生系统。挪威卫生与社会事务部(Ministry of Health and Social Affairs，MHSA)也于 2016 年成立，负责制定和管理挪威卫生保健服务电子协作标准，以挪威的国家电子卫生战略"一个公民，一个健康记录"为基础，可以在知情同意的基础上，将来自各卫生登记处的患者医疗数据的 HER 进行整合，以便进行研究[29]。

2016 年 1 月 1 日挪威电子健康研究中心(Norwegian Centre for E-health Research，NCER)成立，其目标是为卫生护理服务和国家 ICT 解决方案做出贡献。NCER 致力于解决下列各方面的问题[30]。

(1) NCER 对国家数字卫生服务进行研究，找出发展数字卫生服务的必备条件、阻碍因素和最终效果。

(2) 研究数字化的先决条件和影响，希望了解技术和医疗服务之间复杂的相互作用。

(3) 借助机器学习算法和数据挖掘算法，研究如何利用健康数据来预测、检测和治疗疾病。

(4) 研究如何将已有技术成果应用于老龄患者、慢性病患者、残疾人的长期健康监护上。

　　NCER 已有百余篇文章和报告发表，在数字电子健康监护和医疗卫生服务方面硕果累累，但人口老龄化带来的健康问题和如何有效地服务沿海众多岛屿上的人口问题仍然是挪威医疗信息技术发展的巨大挑战。此外，在平衡不同地区医疗水平差异方面，挪威所有卫生区域和 68%的医院都采用了常规远程医疗。尽管远程医疗得到广泛采用，但与面对面就诊相比，目前远程医疗的使用水平较低，服务局限于不同医院之间的二级医疗系统，大多通过视频会议进行远程咨询[31]。挪威的常规远程医疗技术的应用水平相对不高，但是其高普及率赋予了替换面对面门诊、置换不同地区的医疗资源很大的发展潜力。

3.1.6　芬兰

　　芬兰是 2010 年欧洲第一批引入电子处方系统的国家之一，到目前为止，法律规定芬兰的所有处方都是电子的，除非出现停电等特殊情况。预计到 2022 年，除了电子处方还会有一个全国药物清单投入使用，该清单将开放给任何患者使用[32]。

　　电子处方和电子清单作为医疗信息化的一个最小缩影，芬兰从 1995 年 Lipponen 总理启动了一项信息技术发展方案后，社会事务和卫生部于 1995 年推出了第一个将信息技术应用于健康和社会福利的芬兰国家战略[33]。该战略建立在以公民为中心和无缝服务结构的原则之上。该战略于 1998 年进行了更新，特别强调在各级护理中采用患者和客户的数字记录。芬兰第一个实施电子医疗战略的医疗项目——Makropilotti 在 1998 年在萨塔昆塔医院落地，随后 2004 年启动了 18 个地区性项目。2007 年底，国务委员会为增强电子健康记录(electronic health record，EHR)的可操作性推出全国电子病历(electronic patient record，EPR)。经过二十多年的发展，芬兰关于医疗健康信息基础设施的立法成为医疗信息化的重要推动者，促使政府把政治愿景与医疗信息化结合在一起，并融入医疗卫生服务和社会健康呵护的日常工作中。

　　芬兰的数字健康服务，通常称为 Kanta 服务，服务范畴远远超出了药物治疗。国家患者数据库于 2013 年上线，它从医院和门诊医生那里收集医疗数据，该数据库对专业医疗人员和患者均开放，患者数据存储库同时拥有一个用于社会服务的双数据存储库。Kanta 公司最近新增的服务包括连接芬兰国家数据交换层，该层基于 X-road 基础设施，允许公民传输获得驾照所需的医疗证明。患者访问个人数字数据是通过在芬兰非常流行的 My Kanta 网站实现的。据 Hypponen 称，Kanta 服务实际上已经连续四年跻身芬兰最具价值的三大互联网品牌之列，18~65 岁的所有公民中约有 50%在该网站上访问了个人医疗数据,甚至在老年人中,也有 37%的人已经在网上查询过自己的医疗数据。Kanta 服务最近增加的是 2018 年向所有公民提供的个人健康记录(personal health record，PHR)。与患者数据存储库不同，PHR 允许公民存储自己的数据并使其可以进行访问。这可以通过添加不同类型的应用程序来实现。在未来几年，Kanta 服务有望能够发展成为一个健康和福祉应用程序的生态系统。

芬兰凭借 Kanta 公司的公民医疗数据库和网络服务平台，对医疗信息化的发展持乐观态度，但目前芬兰的医疗信息化发展仍然面临如下挑战[34]。

(1) 芬兰人口老龄化依然是欧洲最快的国家之一。

(2) 由于城市化进程，人口和区域的多样化正在加剧。

(3) 当前的架构不能适应人口变迁的挑战，导致政策和服务架构处于一个不断变化的状态。

(4) 医疗改革仍然是一个议程，芬兰政府各个党派的提议各不相同。

3.1.7　日本

日本是人口老龄化最严重的国家，2019 年 65 岁以上人口比例高达 27%，位列世界之首，因而，医疗和社会健康一直备受日本民众的关心。日本的数字医疗信息化发展迎来第一次迅猛发展，电子版医疗诊断明细的比例增加到 42.6%，但信息技术在医疗领域的应用仍然定位在为医疗系统提供便利，并未从根本上开辟出新的医疗诊断技术。在 2015 年之前，日本法律明确禁止使用远程医疗，只限于住在偏远的岛屿上的患者，除此之外，还有一些其他缘由阻碍数字信息化发展的法律和政策，例如，保护日本公民的隐私、传统医疗体制的束缚等使日本的数字医疗的发展落后于欧美国家。2015 年，日本卫生、劳动和社会福利部放宽了对电子医疗领域在地理位置上的限制，无论医院是否邻近，患者不用去医院就能得到某些治疗。2017 年日本修改了《个人信息保护法》，修订后的法律重新定义了个人信息，在某些情况下允许处理匿名的个人信息[35]，这项修订直接推动了数字健康技术的发展，使得公民健康信息数据可以用于改善医疗健康服务和激励健康监护技术的创新。

在政策和法律上对电子医疗的放宽让日本迎来了数字医疗信息化的第二次跃进，短时间内涌现了一批电子医疗和健康的创业公司，这些创业公司之间为了获得风险投资而进行大量的竞争，并且需要用知识产权保护它们的创新。因而，日本政府进一步激励技术的创新，降低医疗诊断方面的技术专利门槛，尽管一项诊断性的发明在日本不属于可申请专利的范畴，但通过特定的专利权利要求书描述方式，就有可能获得诊断性发明的专利，例如，一项起草的主张提出了"一种提供诊断肺癌指标的方法，其中包括测量……的步骤"，这在日本是可以申请专利的[35]。这种知识产权保护措施收益在于一方面保护医疗诊断方法的原始创新想法，另一方面刺激更多新技术的诞生。

日本无论在政府政策推动上，还是外部因素刺激下都极大地加快数字医疗信息建设的步伐，使得日本成为亚洲数字医疗信息化领域的标杆之一，未来日本的移动医疗应用可能面临如下挑战。

(1) 超高比例的老龄化人口带来的健康问题具有多样性，如何针对性地克服越来越多的老龄化人口及其所导致的健康问题成为未来研究的难点。

(2) 积累患者信息数据，如何把病例分析和医疗诊断技术进一步优化。

(3) 全面展开的数字医疗信息化必定存在个人信息数据泄露的问题，如何合理地在信息安全和信息利用之间达到一个平衡。

3.2　国内医疗信息化发展概况

中华人民共和国成立以来，在国家统一规划、组织和大力投入情况下，政府建设了一套医疗卫生服务体系，它包括：医疗、预防、疾控、保健、康复、教学、科研等各个相关方面。政府分不同层次地布局了适合各级城市各自特点的基本结构。各级、各类医疗卫生机构以提高公众健康水平为目的对各自服务的目标有着清晰的定位[34]。这个基本网络框架延续至今。计划经济时期中国医疗卫生事业发展所取得的成就是巨大的，但是也存在着一些问题，其中最突出的问题是医疗资源分配极不均匀的问题。

根据 2011 年的统计，我国共有 20938 所医院，其中三级医院比例占 5%，它们占有资源却达到总资源的 64%，二级医院数量比例占 28%，而它们占有资源只有总资源的 16%。图 3.1 给出了各级医院数量比例图，图 3.2 给出了各级医院占有资源比例图。

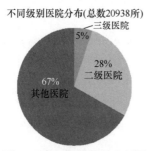
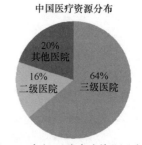

图 3.1　各级医院数量比例图　　　　图 3.2　各级医院占有资源比例图

为了更清楚地表示资源占有率，我们给出了医院平均医疗资源占有率的情况(图 3.3)。

这种医务资源极度不均是造成群众"看病难，看病贵"的主要根源之一。另外，由于收入差距的扩大化，贫困阶层最基本的医疗卫生服务难以保障。毫无疑问，通过医疗信息网络实现资源(特别是医疗智慧资源)共享是解决上述问题最有效的途径之一。由于城市与农村环境与经济发展差别较大，医疗信息化的需求和发展步骤也有所不同。

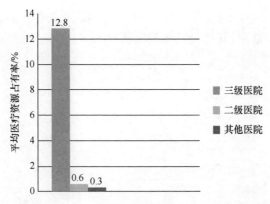

图 3.3 一个三级医院、一个二级医院和其他医院平均医疗资源占有率的对比

中国医疗信息化建设始于 20 世纪 80 年代，至今经历了四个发展阶段，即医院信息系统(hospital information system，HIS)的管理信息化建设阶段、以电子病历系统为核心的临床信息化建设阶段、医院信息平台和数据中心建设阶段、临床诊疗数据的智慧应用阶段。

近年来，中国医疗信息化市场规模快速增长，2015～2019 年，中国医疗信息化市场规模从 54.0 亿元增长至 120.0 亿元，年复合增长率为 22.1%；2020 年受到新冠肺炎疫情的影响，医疗信息化建设再次受到各级医疗机构及医疗监管部门的重视。未来随着电子病历的普及、科研临床对于医疗相关数据需求持续增长、新兴医疗信息化市场的发展，医疗信息化市场规模将保持较快增长，该市场规模将继续增长。

3.2.1 城市医疗与健康体系信息化状况

目前在大城市中，大学医院/综合医院由于硬件设备和专家资源配备齐全，单个医院日均门诊量可超过 10000 人次。由于这些医院集中于城市繁华地带，"看病难，看病贵"首先体现在城市交通拥挤和医院内部的排队挂号、检查和取药等待之中。这种庞大的就诊量和相对狭窄的空间直接导致了医疗资源输出的瓶颈。反观分布范围大的区属/二级医院、社区卫生服务中心等，由于设备缺乏和医生名气不高，就诊人数很少。

近年来，国家对医疗机构信息化引导、支持力度持续加大，电子病历是国家全面推进人口健康信息化建设的核心抓手，同时卫生健康委员会发布电子病历应用水平分级管理办法，电子病历系统的实施和应用水平成为医院发展和管理的必修课。医疗机构着眼自身诊疗质量、医患体验、管理效率提升和创新业务发展的需要，对新一代信息化工具的应用与融合需求日益迫切。信息化解决方案也在大数据、人工智能等技术的促进下，向云服务、智能化等方向演变。

　　为了解决城市医疗机构内各个异构系统间的信息共享和更新功能，卫生部颁布了数据标准和本地应用的要求(图 3.4)。

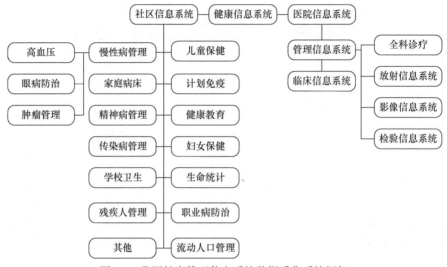

图 3.4　我国健康管理信息系统数据采集系统框架

　　在该标准中，健康信息包含医疗信息，利用这些信息可以实现患者诊疗信息共享与医疗健康协同。医生工作站所访问的居民健康索引信息记录区域内，也可包含不同医疗机构近期诊疗记录，如诊断、药物治疗和检验检查、影像资料等。系统自动提示近期检查和检验的记录，避免不必要的重复检查，有利于治疗和康复措施的延续性。

　　由于在健康监控发展的初期，人们对健康数据的重视不够及缺乏合适的营利模式，政府主导发展成为主要方式。但是，在培育形成健康管理习惯后，这种主导方式将转为个人和家庭。循序渐进地发展商业模式是解决政府医疗卫生面临的资金入不敷出问题的方案之一。另外，医疗资源逐级下沉至社区及乡镇卫生院，最终进入社区，也将成为健康信息的来源，健康管理将真正渗透至个人和家庭，并形成常态运营。

　　健康数据的采集将从入户调查的单一渠道模式转变为服务环节中多元信息的自动获取模式。健康信息采集系统、远程移动数字设备和应用系统的建设，使居民随时、随地享受到信息化健康服务。例如，免疫接种短信息提醒方便了年轻的爸爸妈妈，提高了接种的及时率。健康信息采集对象由户籍人员转变为服务人群，促进公共卫生服务均等化。

　　健康档案将从信息孤岛转变为实时更新、信息共享、协同服务。多层面的信息共享，使健康档案有效地反映居民的最新健康状况，便于开展相应的健康教育、诊疗计划及干预措施；便于分析社区居民的卫生需求、社区健康状况及危险因素，同时对临床治疗质量进行全程监控。另外，通过财务管理系统对就诊人群进行费用分析和实时监控，从而为医保和卫生经济学研究提供依据。

健康管理从被动转变为居民主动参与自我管理。根据居民身份认证，每个人可以安全上网了解自己的健康信息，获取针对性健康知识。结合定期随访和效果评估反馈，形成了一套完整的医生干预指导方案。

国家在医疗相关政策上持续推动医疗信息化的发展，如以《关于推进"互联网+医疗健康"发展的国务院意见》为指导，进一步促进了医疗信息化行业的发展。医疗卫生政策虽然不直接针对医疗信息化，但提出的改革和建设要求需要医疗信息化的配套建设，如《关于进一步做好分级诊疗制度建设有关重点工作的通知》，虽然是对分级诊疗的要求，但分级诊疗则需要医疗信息化的基础设施来驱动。

国家卫生健康委员会于 2018 年 12 月发布《关于印发电子病历系统应用水平分级评价管理办法(试行)及评价标准(试行)的通知》，规定到 2020 年所有三级医院电子病历系统均要求达到分级评价 4 级以上，二级医院要达到 3 级以上。据此可知，全国未来将有 2548 家三级医院和 9017 家二级医院需参与电子病历系统评级，将全面地推动电子病历系统的行业普及和存量升级工作，加速行业发展。同时，多家医院正探索从以 HIS 为核心到以电子病历为核心的转变，同时以集成平台的形式与实验室信息管理系统(laboratory information management system，LIS)、医学影像存档与通信系统(picture archiving and communication system，PACS)等系统进行有效整合，最大限度地释放新一代信息化技术对于行业发展和进步的红利。基于在数据、医嘱录入和管理等方面的基础功能，电子病历系统将发挥其在医院业务系统中的核心作用。

医疗信息化解决方案是在帮助医疗机构更好、更高效地管理业务流程，完成存量业务的升级和整合的基础上，伴随着物联网的普及、大数据和人工智能技术的发展，临床辅助决策、医疗数据共享、药物研发、保险支付、公共卫生等领域都将迎来突破，带动医疗机构服务增量的发展，进一步地提升全民全社会的医疗服务和健康卫生服务的品质。

3.2.2　农村医疗与健康体系信息化状况

在我国现行农村医疗卫生体制中，县级医院是农村卫生事业发展的基础，它是农村医疗卫生服务的核心和龙头，并在全县疾病预防控制、医疗服务方面发挥主导作用。一方面，县级医院向上连接省级大医院，扮演着城乡医疗服务枢纽的角色；另一方面，县级医院向下以星型网络特征连接多个乡镇卫生院和村医卫生所。乡镇卫生院和村医卫生所是集社区医疗、保健、预防、康复、健康教育和技术指导"六位一体"的社区医疗卫生服务网络体系。乡镇卫生院和村卫生所也十分重要,农村居民 90%的首诊是由村医承担的。因此,村医应承担健康档案管理、慢性病管理、传染病管理、老年病管理和准全科医生的职责。

但由于县级医疗普遍底子薄,医疗能力较弱,而乡村诊所及村医诊疗水平不高,实际情况距离卫生系统要求差距较大。迅速提高农村医疗信息化水平,借助先进的远程医疗技术和无线物联网技术是解决这一问题的快速和有效的方法,一方面可以提高省级/地市级医院以三级医院诊疗资源对接县级医院的服务效率,即将县外高水平专科医疗资源引入本医院,提升医疗服务能力和服务质量。另一方面,增强县级医院远程信息传输能力,可以有效地支持乡村诊所和村医的医疗工作,使得它们具有对心脑血管病、肿瘤、急诊等的辅助诊断作用。另外,医疗物联网在县级医院中的应用还包括:院内移动查房、远程会诊、院外移动、院前急救、院后随访、移动医生、护士终端、移动健康咨询、移动医学教育等。

另外,由于我国具有地域广阔、边疆遥远等特点,尤其是边远地区和边疆海岛,医务专家在短时间内,对危重患者触不可及。医疗物联网几乎是解决医疗紧急需求的唯一方式。

3.3　国内医疗信息化发展需求

根据国际统一的医疗系统信息化水平划分,医疗信息化发展普遍经历三个阶段:医院管理信息化阶段、医院临床信息化(clinical information system,CIS)阶段和区域医疗卫生服务(region medical information system,RMIS)阶段,我国医疗信息化已进入以临床医疗管理信息化为主的发展阶段。我国经过中央和地方政府的统一规划、组织和资源投入,已经建立了一套成熟的医疗卫生服务架构,特别是2018 年以来,围绕电子病历、互联网医院、医联体和医保支付,国家给予了政策和资金上的支持,保证了信息化建设的高需求和持续性,医疗信息化得到了快速发展。我国未来医疗信息化需求在于进一步优化临床医疗信息系统和推进区域性城乡一体化移动数字医疗系统。

3.3.1　基于电子病历和健康档案的一体化医疗信息与健康管理系统

临床信息系统的目的是支持医院医护人员的临床过程,收集和处理患者的临床医疗数据,丰富和积累临床医学知识,并提供临床咨询业务,参与辅助诊疗和辅助临床决策,提高医护人员的工作效率,为患者提供更多、更快、更好的服务。

我国临床医疗信息化建设虽然取得了阶段性成果,但是仍然存在不同级别医院的管理模式和制度不够完善,医院内部监督制度不够健全,以及医院信息化系统正在面临可能的安全防范问题[36],这些问题均可能导致医院信息化管理效率低，甚至患者个人信息泄露。为应对这些实践中不同医院存在的问题，我国持续推进医疗改革，政策上和资金上支持电子病历、互联网医院、医联体和医保移动支付。确保息化建设的需求性和应用的可持续发展，推动评价体系，催化新的需求，通过对电子病历评级得到医院自身的信息化能力评价，电子病历共分为 9 个等级，电子病历分级评价标准对应的系统要求和单价如表 3.1 所示。

表 3.1　电子病历分级评价标准对应的系统要求和单价

等级	要求	系统要求
0 级	无电子病历	—
1 级	独立医疗信息系统建立	单机版
2 级	医疗信息部门内部交换	需要 3 个部门以上
3 级	部门间数据交换	可通过调用和页面集成方式，2 类以上
4 级	全院信息共享	初级决策支持
5 级	统一数据管理，中级医疗决策	全院系统统一，有智能化数据采集能力
6 级	全流程医疗数据闭环管理，高级医疗决策	全院系统统一，有智能化数据采集能力，在药疗、检查、治疗、手术、输血和护理等过程中实现全流程数据跟踪与闭环管理，有知识库
7 级	医疗安全质量管控、区域医疗信息共享	与外部交换，全流程监控
8 级	健康信息整合、医疗安全质量持续提升	跨机构系统整合、数据内容可用

将医疗信息网络进一步发展到健康信息网络，构建基于电子病历和健康档案的一体化医疗健康信息网。到 2019 年 5 月，全国出现了 158 家互联网医院，这个数量还在迅速上升。目前互联网诊疗收费的框架性文件已经制定，细则文件后续陆续出台后，将催化互联网诊疗的快速落地。

随着电子病历评级、4S 服务评级的不断开展，各个医院管理的评价体系开始推进，最先进行的是物联网医院。可以看到，物联网医院将成为医院信息化中新投资方向之一，它包含医疗场景中 20 多个子系统，如病房、手术台、后勤管理、诊疗室、护士室等所有的一体化解决方案，连接医院的医生、护士、患者、设备、药品，实现患者的诊断、治疗、护理、手术、用药等全流程可追溯。

3.3.2　城乡一体化的数字医疗信息系统

在传统的城乡一体化医疗系统模式下，乡镇的卫生院被交给县级医院管理，乡镇的卫生院的发展和县级医院并举。县级医院为乡镇卫生院培养人才、提供资金支持，定期向乡镇卫生院输送专家坐诊，县级医院可将部分先进的医疗设备分给乡镇卫生院。乡镇卫生院医生经过县级医院的培养，并且拥有了县级医院的医疗设备资源，可以让广大乡镇人民就近享受到县级医院的诊疗水平，同时也为县级医院分流部分患者，达到患者就近医治、减少县级医院拥挤的效果[37]。

新型城乡一体化移动数字医疗系统建立在县级医院，在实现县级医院数字信息化管理模式的基础之上，扩展到乡镇卫生院及其他门诊部门组成数字信息化管理网络，所有医院的专家、资金、医疗设备、医疗信息等全面共享，从而更好地为农村患者提供方便的、专业的、及时的医疗服务。从而以最科学的方法解决城乡医疗资源分配不均的问题。

就我国现有体系而言，利用医疗物联网的信息交互功能，直接消除患者和医生、医院和医院之间信息沟通的距离和时间障碍，将极大地提高医疗效率和降低社会医疗相关成本。通过信息交互的方法有效地分流患者，使得三级医院/大学医院着重于疑难重症的治疗；二级医院/区属医院着重于常见病、慢性病、多发病的治疗；一级医院/社区卫生服务中心/乡镇卫生院着重于小病和卫生保健，从而完成六位一体及基本医疗。

未来城乡一体化的医疗信息化系统的需求主要分为如下几方面。

(1) 支持移动服务农村医生信息系统。我国有 100 多万名村医，他们为 8 亿农民提供基本的医疗服务。每天有大量医疗活动需要进入乡村一体化管理信息系统，包括健康档案更新、基本医疗服务、传染病预防、慢性病控制、药品采购和新农合报销等。

(2) 支持移动慢性病管理系统。移动医疗物联网是提升农村传染病预防管理水平的重要手段，我国农村结核病高发，尚未得到很好控制。中华人民共和国卫生部《中华人民共和国结核病防治规划实施工作指南》(2008 年版)要求村医看着结核病患者服药到口，但大部分村医反映一是没有时间；二是害怕传染，因此基层医生非常需要无线物联网对传染病患者进行管理。

(3) 妇幼保健系统。支持农村妇女儿童保健服务物联网也是重大需求之一，农村孕产妇围产期保健和婴幼儿保健需要定期到乡镇卫生院，因为路途远外出不便，结果导致农村妇幼保健不到位。农村儿童和孕产妇疾病得不到及时救治，致残率和死亡率大大高于城市。农村需要无线物联网将孕产妇和婴幼儿的监测指标及时地传送到乡镇卫生院和县级医院妇幼保健院。这些指标包括体重、体温、心率、血压、血糖、胎心和心电图变化等。

(4) 辅助转诊系统。分级诊疗是国家医疗改革的一项任务，由于我国医疗卫生信息不对称，农民盲目外出看病，既花费很多财力和时间，又难以就诊于合适的医院。通过无线物联网可以将上级医疗机构(乡镇卫生院、县级医院和地市级医院)的专家资源、门诊和住院信息推送到农民的手机上，实现农村分级诊疗。

(5) 卫生监督管理系统。农村卫生条件差，传染病和食物中毒事件明显地高于城市，其主要原因是农村卫生监管人员少而服务范围大，例如，移动环境下对"村宴"的检查等卫生监管。

(6) 特殊患者的管理系统。精神病患者需要做到长期服药的管理和定期巡诊的服务，如果管理失控，则可能对社会和家庭造成严重威胁。精神病患者靠精神病医院或综合性医院精神科管理在农村行不通。农村家庭需要无线物联网对精神病患者进行管理，提供远程医疗服务。

(7) 老年远程医疗服务系统。农村老年人医疗保健水平低，外出看病难，因此，特别需要远程医疗和远程监护服务。

(8) 农村突发公共卫生应急系统。地震、洪涝灾害以农村为主。及时地将灾害信息上报，获得医疗救援，将灾区伤亡减小到最低。

通过建设全国"新型农村合作医疗"信息系统，采用信息数字化手段可实现健康医保一体化，不仅有参合、补偿等基本情况和数据，还有农民的健康档案和数据，逐步建立起疾病预防、疫情控制及公共卫生突发事件的快速响应的应急机制，为政府制定公共卫生政策提供参考及直接的信息支持；而且合作医疗管理一体化可以提供在线审核和网上结算、以便实时监控和定期披露信息，合理统筹医疗资源，有效地监管农村合作医疗基金的使用，提升工作效率和服务水平；另外，参加合作医疗的农民工和临时工，通过制定异地医疗审核和转诊流程，实现异地看病，属地报销，让到城市务工的农民和临时工"敢看病，治好病"。专家建议优先建立医疗保障信息化平台，享有及时高效的医疗保障服务，这些是目前群众最直接、最迫切的需求，影响面广泛。在此基础上，不断拓展信息化平台功能。不断完善医疗信息化基础上的城乡医疗一体化建设，为未来的智慧医疗的发展和落地提供必备条件。

实现城乡一体化移动数字医疗系统具有如下意义[38]。

(1) 信息支撑优化工作效率，提高诊疗水平。

(2) 全程控制和提高管理水平。

(3) 流程再造亮化服务，便于医患沟通。

(4) 搭建远程教育平台，全面提高医院从业人员业务水平。

3.3.3　国内医疗信息化发展趋势

目前我国已经全面开展第五代移动通信技术的网络建设，其应用结合无线网络技术、生物传感器技术、纳米技术等移动硬件技术，并极大地推动移动医疗应用的发展。查房、护理、医疗器械跟踪追溯管理、医务人员和患者跟踪监护与精细化管理、远程医疗监护等移动医疗方式正在融入医疗流程。这些措施将逐渐形成新型医疗方式，并体现为患者和医疗机构多方的良好体验，形成 5G 移动医疗信息系统[39]。

同时，5G 的医疗服务系统将更好地激活医疗大数据的快速发展，它将用 AI 的技术优势处理医疗领域庞杂的数据，未来的 5G 医疗信息系统与 AI 将密不可分。研究成果已经发现，AI 在胸部计算机断层扫描(computed tomography，CT)图像上的智能分析的诊断速度比放射科医师快 62%～97%。5G 提高了医疗行业水平的精细度与专业度，特别是在特定病种初诊、辅助手术、辅助识别欺诈、网络安全、虚拟护士等各种新型应用场景和服务中提供技术研发与示范应用的技术保障，打造了高质量的、可持续的医疗健康信息服务[40]。

3.4　本 章 小 结

本章综述了 7 个国家的医疗信息化的发展历史和特色。美国医疗信息化建设起步较早，且获得政府部门与社会组织的共同推进，在奖惩机制的刺激及相关法律法规的保障下取得了良好的成绩。澳大利亚的医疗信息化同样起步较早，在政府的积极推动下发展较快，体系较完善，处于世界领先水平。印度的各项公共健康指标虽然和发达国家之间仍有一定差距，但印度能着眼于公平公正并且立足于本国实际情况，形成了颇具特色的医疗信息化发展机制。英国的医疗信息化水平处于全球领先地位，其医疗信息化应用于基础医疗、辅助医疗等许多领域，为英国医疗服务体系的高效运行提供了保障。挪威和芬兰凭借经济基础与大量投入的社会福利较早地开展医疗信息化进程，但是发展受到人口老龄化问题、地理条件及政府政策等因素的阻碍。日本信息化进程则受到政策的限制，发展起步较晚，以辅助性的数字医疗记录为主，近年来相关政策宽松后，日本的信息化进程进入高速发展时期。

中国的医疗信息化起步较晚，目前处于第二阶段，迫切需要优化现有医疗信息管理系统，完成医疗信息系统评价体系转化升级和一体化建设。此外，中国的医疗资源分配极不均匀，优良人才和先进医疗设备大部分集中在三级医院，需要充分地利用医疗信息网络实现资源共享，建设城乡一体化数字医疗信息系统，该信息系统将结合 5G 技术、AI 计算、大数据信息处理技术等新兴技术，打造新一代的"以人为本"的医疗健康体系，为人民群众提供"智能化""个性化"的可持续智慧医疗和智慧健康服务。

参 考 文 献

[1] 林丽, 邹长青. 美国新医改推进医疗信息化对我国的启示: 基于《美国复兴与再投资法案》的分析[J]. 中国卫生事业管理, 2012, 29(1): 7-9.

[2] Foundation R W J. Health information technology in the United States: Driving toward delivery system change[R]. 2012.

[3] 李亚子, 陈荃, 雷行云, 等. 美国卫生信息化建设经验及启示[J]. 中国数字医学, 2015, 10(7): 20-24.

[4] 许娟娟, 庹兵兵, 奈存剑, 等. 中美医院信息化规划与信息产品发展差异研究[J]. 中国医院管理, 2019, 39(3): 64-66.

[5] 王秋霞, 刘利, 杜晓莉. 美国医疗信息化建设特点及其经验启示[J]. 卫生经济研究, 2019, 36(12): 50-52.

[6] 胡斌. 医院信息化发展的国际视野: 美国经验[J]. 医学信息(上旬刊), 2007, 20(5): 788-790.

[7] 赵新远. 电子病历在美国: 各种法案相伴的日子[EB/OL]. [2014-12-08]. https://www.cn-healthcare.com/article/20141208/content-465081.html.

[8] 王钦池. 美国医疗信息交换绩效评价[J]. 卫生经济研究, 2017(8): 42-45.

[9] 郭凯婴. 澳大利亚电子医疗战略及实施情况(上)[EB/OL]. [2011-10-26]. https://www.ccpitecc.com/article.asp?id=2405.

[10] 宋洪国, 司庆燕. 澳大利亚"国家电子医疗战略"对我国的启示[J]. 医学与哲学(A), 2017, 38(1): 68-70.

[11] 郭海红, 代涛, 胡红濮, 等. 澳大利亚国家 E-Health 战略及其主要进展[C]. 中国医学科学院医学信息研究所 2012 年学术年会论文集, 北京, 2013: 567-572.

[12] 郭凯婴. 澳大利亚电子医疗战略及实施情况(下)[EB/OL]. [2011-10-26]. https://www.ccpitecc.com/article.asp?id=2414.

[13] 代涛, 胡红濮, 郑英. 澳大利亚卫生决策支持系统发展与启示[J]. 中国循证医学杂志, 2012, 12(4): 374-378.

[14] 彭雅睿, 胡银环. 国外大众医疗健康信息服务平台分析及启示[J]. 中华医学图书情报杂志, 2017, 26(5): 13-17.

[15] 澳电子医疗领域获得 2012 政府预算$2.34 亿资金支持[EB/OL]. [2012-05-21]. https://intl.ce.cn/specials/zxgjzh/201205/21/t20120521_23338767.shtml.

[16] 郭敬春. 印度医疗卫生体系与医疗设备监管现状[J]. 中国医疗设备, 2014, 29(5): 82-84.

[17] Karan A, Yip W, Mahal A. Extending health insurance to the poor in India: An impact evaluation of rashtriya swasthya bima yojana on financial risk protection[EB/OL]. [2015-11-11]. https://www.sciencedirect.com/science/article/pii/SO2779536173O2071.

[18] 葛文达·拉奥琦, 米塔·乔杜里. 印度的医疗卫生融资改革[J]. 王宇, 译. 金融发展研究, 2013(8): 48-54.

[19] 周杰. 论电子通信系统在医疗卫生领域中的应用[J]. 信息技术, 2008.

[20] 印度卫生数字推动医疗发展[EB/OL]. [2020-04-24]. https://baijiahao.baidu.com/s?id=1664817301990202736&wfr=spider&for=pc.

[21] 印度移动医疗 Practo 融资 9000 万美元[EB/OL]. [2015-08-08]. https://www.chinaz.com/news/2015/0807/431488.shtml.

[22] 印度数字医疗平台 1mg 获 1500 万美元 C 轮融资[EB/OL]. [2017-07-27]. https://zhuanlan.zhihu.com/p/53027935.

[23] 英国医疗信息化的经验与启示[EB/OL]. [2007-10-31]. http://blog.sina.com.cn/s/blog_4aa45cd701000bnl.html.

[24] 刘玉华. 英国医疗信息化现状及发展[EB/OL]. [2015-01-22]. https://www.iiyi.com/d-23-211345.html.

[25] Oven H. 以信息化构建医疗生态系统[EB/OL]. [2012-08-13]. https://www.docin.com/p-2256547879.html.

[26] 熊雄. 英国电信进军中国医疗信息化市场[J]. 中国电信业, 2013(5): 71.

[27] 李明, 张韬, 王洪兴. 基本医疗服务与基本公共卫生服务的统筹管理探索: 英国国家医疗服务体系改革的启示与思考[J]. 中国全科医学, 2014, 17(19): 2197-2200.

[28] 林斯楠. 英国国家医疗服务体系初探[J]. 高校医学教学研究(电子版), 2018, 8(2): 48-51.

[29] Mckelvey N, Quinn M. Social impacts of E-health in Norway[J]. International Journal of Innovation in the Digital Economy, 2019, 10(1): 43-52.

[30] Norwegian Centre for E-health Research[EB/OL]. [2020-04-24]. https://ehealthresearch.no/en.

[31] Zanaboni P, Knarvik U, Wootton R. Adoption of routine telemedicine in Norway: The current picture[J]. Global Health Action, 2014, 7(1): 1-13.

[32] Digital Finland: Towards an ecosystem of health and wellbeing apps[EB/OL]. [2020-01-12]. https://www.mobihealthnews.com/news/emea/digital-finland-towards-ecosystem-health-and-wellbeing-apps.

[33] Vehko T, Ruotsalainen S, Hyppönen H. E-health and e-welfare of Finland: Check point 2018[J]. 2019.

[34] Doupi P, Ruotsalainen P. eHealth in Finland: Present status and future trends[J]. International Journal of Circumpolar Health, 2012, 63(4): 322-327

[35] 全球老龄化国家排行榜 2019[EB/OL]. [2020-01-11]. https://www.phb123.com/city/renkou/31220.html.

[36] Digital health in Japan[EB/OL]. [2020-01-28]. https://www.yuasa-hara.co.jp/wp-content/uploads/2017/10/The_Patent_Lawyer_Yuasa__Hara_REV.pdf.

[37] 杨胜. 我国医院信息化实践中存在的问题[J]. 数码世界, 2018(4): 593.

[38] 2019 年中国医疗信息化市场需求及未来发展趋势分析[EB/OL]. [2020-01-28]. https://www.chyxx.com/industry/202004/857921.html.

[39] 探讨新型城乡卫生一体化管理模式下如何实现数字化医院管理[EB/OL]. [2019-11-19]. https://www.wenmi.com/article/pzq5x5009y7u.html.

[40] 2020年中国医疗信息化市场规模及发展趋势预测分析[EB/OL]. [2020-10-08]. https://baijiahao.baidu.com/s?id=1679955964182207836&wfr=spider&for=pc.

第4章 智慧医疗

本章首先阐述智慧医疗的概念，其次分析智慧医疗的三大组成，即智慧医院、智慧区域卫生系统和智慧家庭健康系统。最后介绍智慧医疗的主要形式，即以管理为核心、以医疗为核心和以患者为核心。

4.1 什么是智慧医疗

正如我们所知，医疗研究的对象是患者或保健对象本身，它是一个特殊的行业。智慧医疗的基础是数字化，通过数字化描述人的信息感知，进而通过这个数字信息的开放与分享实现了信息传递、知识总结。智慧医疗的优势在于它结合了先进的通信技术，从而打破了信息交流的空间限制(远程信息交流从局部区域扩展到更大范围)，即信息从现实世界到网络世界，内容从宏观影像到分子基因、从医院到社区/家庭/随身。而时间限制突破也从离散监测到连续监测。智慧医疗整体发展思维也突破了传统的限制，形成了发展中的创新和开拓[1]。

在人口基数众多的情况下，老龄化人口数量迅速增加与慢性病数量的增加加重了"看病难，看病贵"的医疗实际情况。其主要原因还是医疗资源分布失衡，如何利用先进信息手段缓解这个问题，满足广大人民群众的需求是一个新问题。目前的医疗改革是通过加强和实施城镇职工基本医疗保险制度、新型农村合作医疗制度、分级诊疗等方案来解决的。但是，迄今为止仍未与信息技术结合达到突出的效果。近年来，随着医疗物联网、计算机云平台和云计算、无线网络等系统结合逐渐成熟，智慧医疗正在各地广泛地扩展开来，医疗领域信息化措施正从局部进入整体发展，技术手段从各个方面相互结合，其服务也从单一功能进入整合阶段，形成医院前、院中和院后服务系统。较为完善的智慧医疗服务系统正逐步展现在人们面前。文献[2]描述了智慧医疗解决医疗难题的方法，并提供了新的解决思路，其本质是通过一系列信息技术的使用，提高未来医疗服务体系的效率。

智慧医疗是民生的一个重要组成部分，以打造个人电子病历和电子健康档案为核心，我们利用新一代信息技术实现患者与医务人员、医疗机构、医疗设备甚至药品(智能药片)之间的互动，实现实时、智能化、自动化的互联互通的动态服务，并逐步达到医疗过程、医疗手段和医疗用品信息化，使得医疗资源分配更加智能化。

4.1.1　智慧医疗研究现状

智慧医疗是在 AI 与医疗结合基础上发展起来的，它伴随医学进步，经历了从传统医疗、数字医疗、信息医疗到智慧医疗的转变。数字医疗范畴涵盖了医疗设备、内容的数字化录入，以及信息医疗过程中独立数据的信息化关联。智慧医疗则致力于在信息化基础上对海量医疗信息的价值进行获取和分析。现阶段智慧医疗的研究已有初步成果，实现了从临床信息化向区域医疗信息化的转变，并从以疾病为中心到以患者为中心的转变，致力于从有病治病向未病保健、从基础医疗管理到定制个性化医疗管理的发展；其内涵扩展结合了智慧医疗，着力于医疗物联网、医疗移动可穿戴设备、医疗专病化、医疗大数据等研究[3]。

自 2009 年提出智慧医疗的概念后，国内外相关研究均进行了大量工作并有所突破。国外智慧医疗发展很快，它包括美国、日本在内的许多国家相继出台了一系列的智慧医疗建设举措。国际商用机器公司(International Business Machine，IBM)和 Google 搜索的合作，结合了 IBM 的医疗设备和 Google 搜索的在线传输技术优势将个人健康数据记录在库。国内情况如下：腾讯公司早在 2012 年 7 月与"好大夫"达成战略合作关系，在"在线问诊""预约挂号"等方面展开合作形成了一种新的模式。阿里巴巴集团制定"未来医院"计划，为患者提供挂号、排队、付款、查看诊断结果、理赔等服务，带来新的体验。百度公司与北京市卫生健康委员会合作，在 Dulife 智能硬件平台的基础上打造"北京健康云"平台，并在新冠肺炎防疫中起到突出作用。

在智慧医疗的发展过程中，根据社会结构的不断更新及人的需求逐步提升，医疗理念也发生了多种形式的变化[4]。

(1) 临床信息化向区域医疗信息化转变。其最终目标是实现医疗的全面信息化，而临床信息化是区域信息化的基础，它为区域信息化提供基本保障。在加入了包括患者在内的多方互联互动情况下，可以形成整体。而不仅仅只是医务与医疗之间的联系；同时把医疗过程扩展到就诊前后相关服务中，形成较为完整的过程。

(2) 以疾病为中心到以患者为中心的转变。该转变体现了"治疗疾病"与"治疗患者"的区别，前者专注于对疾病治疗，而后者致力于帮助患者恢复。在医疗快速发展的今天，虽然出现了一些新的疾病治疗方法，但是患者医疗满意度却大不如前，因此，在这样的背景下提出了"以患者为中心"的理念，就是要结合患者实际情况提供人文、人性的关怀和治疗，理解、了解患者，而不是简单地以治愈疾病为任务。在智慧医疗建设过程中需要转变概念，更需要认识到以人为中心的必要性，它包含的不仅是以患者为中心，而且也包括以医护人员为中心，关心医疗工作者权益的综合模式[5]。

(3) 基础医疗管理到定制个性化医疗管理的转变，它体现了以疾病为中心到以患者为中心的转变。传统医疗力求统一的基础医疗和共享医疗模式，却忽视了人与人之间的个体差异性。智慧医疗借助信息技术发展和人文理念，提供更好的医疗服务，通过医疗设备等的有效信息化管理定制属于个人的医疗管理内容，做到个性化、个人化医疗管理，让有限的医疗资源利用最大化。

(4) 从有病治病向未病保健发展。智慧医疗根据中医理论拓宽了医疗范围，是着眼于全生命周期和全医疗过程的医疗服务体系构建。从有病治病到未病保健是中医思路的特色和重点，将医疗过程扩展到疾病发生之前和之后，体现了更为完整的智慧医疗服务过程，注重健康保健和疾病防治等工作的开展，将疾病控制在早期，规避疾病发生风险，减少疾病治疗损耗，降低疾病治疗成本，这既能减少治疗成本，减轻患者痛苦，又能实现对有限医疗资源的合理利用[6]。

智慧医疗应用体系如图 4.1 所示。

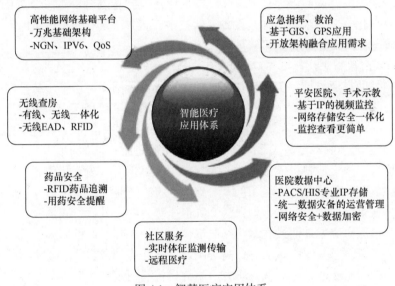

图 4.1　智慧医疗应用体系

随着多年的发展，智慧医疗领域现如今已经形成了多个较为成熟的研究方向和内容。

(1) 医疗物联网。医疗物联网结合了传感、通信和云平台要素于一身。植入红外感应器、射频识别(radio frequency identification, RFID)、全球定位(北斗)系统、激光扫描器等各种设备，按标准协议将它们与互联网相连接，进行信息交换和通信，以提供智能化识别、定位、追踪、监控和管理功能。物联网的设备通过传感技术完成医院内患者、医务人员及各种对象感知、定位和控制，实现医院工作、患者流程、车辆停留、医疗器械放置、其他基础设施资源的监控和记录。医疗物联网是物联网和医疗服务相结合的产物，它以物联网发展为技术基础，扩展、发展医疗服务。专家指出医疗物联网是实现健康管理的有效手段，是智慧医疗的重要支撑，能够更有效地提高医务相关人员工作效率和医疗部门运作效率，有效地提升医疗机构整体性信息化医疗服务能力和水平。方媛和林德南[7]探究了基于物联网技术的智慧医疗应用，包括移动医疗、医学装备管理、智慧医院服务系统等。医疗物联网技术的探究从整体到具体，逐步实现物联网与医疗服务结合的新成果，为此需要进一步努力。

(2) 智慧医疗与可穿戴设备。可穿戴设备尖端技术研究主要集中于直接植入人体、穿在身上、附着在衣服中的探测技术。它形式多样，包括植入/嵌入人体软组织型、可吞咽型(智能药丸)、表皮生长型(智能皮肤或数字文身)、可穿戴型(衣服或首饰)和外置型(传统的血压检测仪、健身腕带或智能手表)。典型设备还包括获取孕产妇生命体征数据，提供持续监测健康设备，其应用具有提高健康质量的作用。一般而言，随时随地获取个体动态健康信息的特点对于病情诊断和健康管理的自我量化意义重大。可穿戴设备等新技术、新方法具有便携、及时等特点，可助力智慧医疗的个性化健康管理。

(3) 城市智慧医疗建设。自 2009 年 IBM 公司提出智慧医疗理念后，很快就获得国内外的广泛支持，美国、日本、韩国、英国等国家纷纷推出智慧医疗建设规划[8,9]。我国北京、上海、杭州、广州等城市也出台了智慧医疗相关建设理念和方案。以杭州为例，杭州在智慧医疗建设中率先推行"医信付"，实现"先诊疗后付款"，免去因余额不足造成诊间结算失败而往返充值、结算的烦恼。智慧医疗是一个新概念，尚无成熟可借鉴模式，需要根据实际情况不断开拓创新。

(4) 智慧医疗专病化。人口老龄化及其伴随的慢性病等问题已成为医疗健康管理的关注重点。突出问题是糖尿病、高血压等一些慢性病造成的医疗资源的巨大消耗。最新研究发现通过智慧医疗终端仪器等形式建立对糖尿病患者的实时监护系统，可以缓解其看病难、花费高等问题。这些应用还需要通过数据积累与智慧医疗中的探索不断地进行深入研究。研究目标是通过构建以个人生理信号实时监控为基础，结合区域医疗资源的信息管理平台，可以实现对实时生理信息进行诊断。随着智慧医疗技术的发展，可以形成专病专治的医疗方案，借助智能化技术进行实时监控、健康管理、有效预防，减少医疗资源的不必要损耗，提高健康质量。

(5) 智慧医疗与人工智能技术。人工智能的英文缩写是 AI，其常见的基本结构是神经网络，主要应用于图像识别、语音识别、机器翻译等通过机器学习实现的应用和功能。在医疗方面的应用有基于电子病历系统的诊疗机器人和便携式诊断设备，还可以实现面向基层的远程会诊，包括远程心电诊断、远程影像诊断等服务。其他人工智能技术的应用正在发展之中，谷歌云人工智能/机器学习(artificial intelligence/machine learning，AI/ML)首席科学家在演讲中也提到，AI 除了能提高诊疗效率，还可以提高实际的医疗质量。

(6) 智慧医疗与大数据。大数据是应用大量数据的技术统称，它包括大数据处理引擎(Spark)技术、分布式大数据框架(Hadoop)技术和数据挖掘(data mining)技术。大数据技术实施需要大数据采集、数据存储、大数据访问、大数据管理、大数据分析。面对医疗庞大和杂乱的数据，大数据处理首先需要数据梳理和数据清洗，通过数据挖掘提供独特的医疗信息。因此，在实现智慧医疗方面，我们首先需要加快建设基础设施，例如，在数据库里存储了完善的全员人口、电子健康档案、电子病历等数据，进而构建基于互联网和基于大数据的分级诊疗信息系统。在此基本功能上，增加信息数据库中更加复杂的数据处理功能，实现大数据分析、智能疾病监控、辅助决策、健康管理、医保监管等重要功能。例如，从病情的诊断、流行病预测等角度入手，我们探究通过大数据医疗信息化解决相关问题的可操作性。从基础医学理论层面研究"大数据与公共健康"出发，研究人员证明大数据可有效地应用于公共卫生服务领域，大幅度地提高人类的健康水平。以医疗大数据为基础的智慧医疗，对医疗大数据的有效利用有利于进行个性化健康服务，将医院内资源向外有效辐射，扩展医疗服务半径。智慧医疗尚处于建设初期，海量医疗信息的出现使得对其研究必不可少，如何管理好、利用好医疗大数据，还需要不断思考与探索。

(7) 智慧医疗与云计算。云计算是一种构建在云平台上的强大的数据处理和计算平台，它通过网络共享各个物理资源，形成虚拟资源池，以按需定制的管理方式提供各种大数据服务。顾名思义，"医疗云"实现与医疗服务相关的服务功能。它的特点是具有时间灵活性和空间灵活性，方便提供医疗机构服务，使得它们的计算和存储具有高效处理功能，据此提高医药企业的内部信息共享能力与医疗行业公共信息平台的服务水平。

(8) 智慧医疗与增强现实技术。增强现实技术是利用计算机技术，根据服务要求生成的声音、视频、图形。即根据信息输入，进一步地给出实际场景的重构和增强信息。它丰富信息内容和直观感受，并将真实世界叠加到网上世界。简而言之，它是现实世界环境中一个更加全息的实时场景。例如，谷歌开发的眼镜可以将患者检查过程录制成视频，供学生从医生的角度进行观看。

(9) 智慧医疗与三维打印技术。众所周知，我们感知的世界是一个三维世界。3D 打印技术是一种快速成型特定几何形状的三维实物技术。3D 打印机的输入是三维物体的数字模型文件，通过计算机的数据处理和控制技术，再运用粉末状金属、树脂等可黏合材料，逐层打印出来，生成各种三维物体。3D 打印实物可以基于各种材料，甚至是生物组织也可以进行打印。该技术正在经历快速发展，具体应用包括：打印骨骼、耳软骨、带血管的组织、心脏瓣膜、药品或者防破坏扎线带、头盖骨替代物、肿瘤模型等。

4.1.2　面临的主要问题

智慧医疗作为一种新兴医疗模式，成为提高医疗效率与降低人工成本的助推器，它将提供更优、更精的医疗服务。目前存在的问题主要是数据安全和隐私等问题，为此需要进行技术研究，并在发展过程中给予关注并进行妥善解决[10]。

(1) 安全隐私问题。进入大数据和数据分析时代，其庞大数据的使用不可避免地带来数据安全与隐私的问题，数据使用带来的益处与数据中的信息泄露是技术发展所需要解决的矛盾。一般而言，数据及安全、隐私等问题涉及政策、法律和伦理等多方面，因为它跨越多个领域。例如，智慧医疗的实施，它既涉及患者个人的健康信息，也涉及了医师的个人信息。如何保证人们在享受医疗健康服务的同时，保护相关者自身隐私安全，主要是政府需要解决的法律问题。倪明选等[11]指出应明确移动医疗可穿戴设备的数据所有权问题。大数据时代的智慧医疗发展以云计算、物联网等为基础，由此产生收集、处理患者的海量个人健康数据的问题，因此需要建立可穿戴设备在临床应用中的健康监控数据分类方法，并明确健康数据的存储管辖权。我们要做的是在做到高效利用医疗数据、实现全过程健康管理的同时也要保障其安全与隐私，这是一个需要探索和研究的问题。

(2) 标准化问题。智慧医疗涉及传感网、通信网络、健康信息处理、医疗终端和应用等多个环节。未来保障信息处理效率，系统技术的各个环节需要大量的标准化工作，特别是不同医疗机构、不同研发机构之间的信息互联互通，标准化是避免原有信息系统及终端之间形成孤岛的方法之一。

(3) 商业模式问题。智慧医疗涉及的产业链较为复杂，目前的商业模式五花八门，可以说是市场先行的结果。其结果对可持续发展不利，而标准工作既涉及新服务模式，也涉及各方利益，所以工作难度很大。

(4) 服务质量问题。随着智慧医疗应用与相关设备的不断发展，如何实现传感网与移动网、互联网的融合并确保服务质量和安全成为一个问题，融合数量众多的传感节点，并进行高效的网络维护和故障判断，都对运营商提出了新的挑战。

医疗专用的医疗信息网需要遵守数据准确的原则，并保证高水平的服务质量。新设备的使用和新服务的应用都需要进行相关培训，将其作为智慧医疗进入临床医用的基础。医疗健康知识普及、医疗健康预防等智慧医疗的数据服务可以先行推进，为进一步提高医疗服务质量打下基础。

(5) 关键技术问题。智慧医疗技术研究范畴中涉及医疗感知、异构网络互通、信息挖掘、信息融合、大数据和云计算技术等，研发环节中突破这些关键技术具有一定的难度。

当前正处在一个信息急速膨胀期，近几年所产生的信息量是过去几千年都不能比拟的，称为大数据时代。麦肯锡全球研究所(Mckinsey Global Institute，MGI)

在有关报道中指出大数据具有海量的数据规模、快速的数据流转、多样的数据类型、价值密度低的特征。如何在海量数据中获取、挖掘出有价值的信息，如何让现有数据实现自身价值，进而增值，通过对海量数据的管理使用实现对全人群、全周期的有效健康管理，这是在智慧医疗过程中所要面临并需要深入思考与解决的问题。

(6) 医疗改革结合问题。智慧医疗作为医疗发展的新模式，为医疗改革注入了新动力。具体要在哪些方面推进、如何推进、推进到何种地步，这些在现有文献研究中还没有进行较详细的说明。而现阶段的智慧医疗建设中，我们处于地域性的尝试建设阶段，在一定程度上尚缺乏宏观性、规范化的指导。

4.2 智慧医疗的组成

2015 年，国务院办公厅颁布的《全国医疗卫生服务体系规划纲要(2015—2020年)》指出：开展健康中国云服务计划，积极应用移动互联网、物联网、云计算、可穿戴设备等新技术，拟在推动惠及全民的健康信息服务和智慧医疗服务，推动健康大数据的应用，逐步转变服务模式，提高服务能力和管理水平。图 4.2 为智慧医疗组成架构。

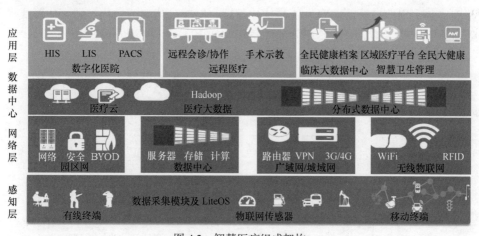

图 4.2 智慧医疗组成架构

智慧医疗是推动惠民医疗的重要手段，通过信息技术手段的加入，我们可以打造一个平台体系。它可以降低患者等疗时间，并通过提供便捷的支付手段，给患者提供公平、安全、便捷、优质的诊疗服务。智慧医疗由如下三部分组成：①智慧医院；②智慧区域卫生系统；③智慧家庭健康系统。

4.2.1　智慧医院

传统医疗智慧资源主要起源于医生，它在全世界范围内属于较为紧缺的资源之一。我国的医疗智慧资源也十分缺乏，它在一定程度造成了"看病难的问题"。我国医疗发展不平衡问题长期存在，它源于我们以往"重医疗，轻预防；重城市，轻农村；重大型医院，轻社区卫生"的倾向，而城市居民过多依赖大型医院更是加重就医矛盾的因素之一，甚至出现了某些医院一号难求的现象。在看病的第一环节，即预约挂号就成为患者最大的需求之一[12]。智慧医院是在智慧医疗概念下对医疗机构的信息化建设。智慧医院从概念上讲，它通过网络输出医疗资源，更可以通过移动设备以掌上医院的形式输出。它的实现需要建立在数字化医院的基础上，创新性地将现代通信节点作为切入点，将患者与医疗资源连接，实现就医应用。

智慧医院主要功能是实现患者诊疗信息和行政管理信息的收集、存储、处理、提取及数据交换。现阶段智慧医院主要由三部分构成：①基础设施；②数字化设备；③医院信息化。只有集这三部分为一体，在实现相互融合、信息共享、互相依存的前提下，才能实现智慧医院的智慧功能。

我们应用互联网将医疗信息和云平台智能处理功能集成于智慧医院的建设中，云平台和通信传输平台为智慧医院实现患者、医生及医药之间有效沟通提供基础，并实现信息资源共享、资源优化配置，以数字化、信息化、智慧化形式提供高效医疗健康服务。智慧医院的体系架构如图 4.3 所示。

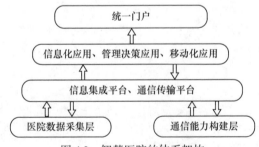

图 4.3　智慧医院的体系架构

智慧医院建设需要根据医院的实际特点，在物联网体系架构的基础之上进行建设，集成医疗服务的各个要素于体系架构。统一门户是指智慧医院为广大用户提供统一的移动门户，保证用户登录注册得到统一认证，既方便用户使用智慧医院这一新型医疗健康服务平台，又有利于医务人员、后台服务人员进行操作和管理。统一门户集成多样的应用，由信息化应用、管理决策应用和移动化应用组成。各方应用保障了门户的安全管理及信息可及。

在智慧医院的体系架构中，信息集成和通信传输两大平台联通了各方实际应用和门户。智慧医院连接了一个医院数据采集层，它为信息集成平台提供了数据来源，据此提供医疗服务。进一步，信息集成平台通过信息处理，将这些原始数据信息存放于数据中心。通信传输平台通过信息交互运转，提供开放式的信息服务，为医疗和卫生服务提供实时、准确、全方位的医疗信息，据此提高医院各部门之间的协同工作效率，为患者和医生提供更加便捷可靠的医疗健康服务。例如，早期上海市第一人民医院与中国电信股份有限公司上海分公司合作建设智慧医院，较为完整地完成了统一门户、医院信息集成平台和通信传输平台的建设，并且实现了应用。

图 4.4 为智慧医院实现平台。

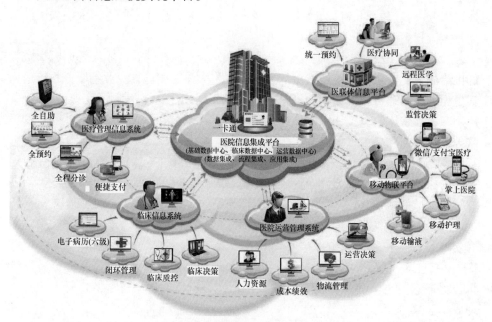

图 4.4　智慧医院实现平台

智慧医院的构成包括医院信息系统、实验室信息管理系统、医学影像存档与通信系统和传输系统，据此完成患者诊疗过程和医院行政管理中的信息收集、存储、处理、提取及数据交换功能。智慧医院中的医生工作站，其核心任务是采集、存储和处理，并输出患者健康状况和医疗信息。医生工作站实际是智慧医院的子系统，实现门诊和住院诊疗的接诊、检查、诊断、治疗、处方与医疗医嘱、病程记录、会诊、转科、手术、出院、病案生成等。

智慧医疗体系中的远程图像传输、海量数据计算处理等技术既可以在云平台上处理，也可以在医生工作站上处理，它们通过信息交互的方式进行梳理和整合。

智慧医院建设过程中，我们的目的是实现医疗服务水平的提升。

（1）一站式就诊服务是国内智慧医院已兴起的业务之一，总体来说它已具备以下功能：手机挂号、智能辅助分诊、门诊叫号和查询、自取报告单、化验单解读、在线医生服务咨询、医院内医生查询、医院周边商户信息查询、院内科室导航路线咨询、疾病种类查询、药物使用信息咨询、急救流程指导、健康资讯播报等。实现了从进入医疗程序到完成治疗的"一站式"信息服务。

（2）智慧医疗的服务功能包括个人健康档案管理服务，即每一个患者可以通过自己/他人的手机查看个人在医院的历史记录和就诊资料，包括急救和门诊/住院病历、用药处方、治疗进程、相关费用、检查单/检验单图文报告、在线问诊信息记录等。在及时自查健康状况基础上，通过 24 小时在线服务得到医生在线实时咨询服务。我们的服务目的是实现"身体不适自查，小病先问诊，大病去医院"的就医流程。

（3）移动的医学图书馆作为特殊领域的医学文献查询处，成为查询医学资料的供给处，比书店和百度搜索更加方便。医生大多采用这种专业的服务系统，而学生无须付费即可以阅读相关资料。数字医学图书馆包括权威医学字典的药物库、疾病库、症状库的查询，以及临床病例分析，甚至包括医学期刊的在线阅读和下载等，这些为医务工作者带来了极大的便利。

（4）远程探视是避免探访者与患者直接接触的最好方法。特别适用于流行病患者的探视，例如，非典和新冠肺炎患者与家属之间的沟通。远程探视的特点是支持跨地域的探视。

（5）远程会诊基于电子病历、患者和医生之间的信息交互，完成医生看病的必要准备工作。

（6）自动报警利用传感器对患者的生命体征进行实时监控，并进行数据分析，提取患者危险症状，实现自动报警。这类设备的使用将有效地降低重症护理成本。

（7）临床决策系统协助医生分析病历，为制定准确有效的治疗方案提供参考。

（8）智慧处方通过数据分析，筛查患者过敏史、用药史，有效地记录和分析处方变更等信息，为急/慢性患者的治疗和保健提供参考。

智慧医院已经成为智慧城市的一个组成部分，它分为智慧医疗和智慧医院两部分，并已经成为社会关注的热点。而"互联网+"环境下的智慧医院的建设也被众多投资者看好。仅 2014 年，全球对数字医疗创业的投资额就高达 65 亿美元。从这个投资可以看出，"互联网+"医疗的发展势头十分迅猛。

在建设智慧医院中，我们凭借强大的云计算能力、丰富的大数据、物联网信息互联等优势，实现了一个含有多家基层医疗机构和超过 100 名医生的健康医疗服务平台。随着时代进步，更多的大医疗机构加大了智慧医院的建设和投入，这无疑加快了信息化的升级和改造过程。而互联网公司也在尝试独自/联合建设智慧医院。例如，2015 年 3 月启动运营的一些"云医院"项目，在该项目中，患者可以登录"云医院"平台进行咨询。这种"云医院"已经延伸到传统健康医疗服务领域，它改变了传统患者咨询医生、咨询疾病预防的方法，以及病后康复信息等服务方式。这种发展还有利于实现医药分家，即患者在网上购买药物将取代患者在医院购买药物。另外，中国药科大学附属第一医院与中国移动通信集团公司联手建设的智慧医院也是一个实例，它实现了医院各个部门之间互联协同办公，扩大资源共享，降低运营成本。移动互联方便了患者在就医后能够及时地接收检查报告和医嘱等医疗服务。

近两年来出现了很多移动医疗的创业机会。各类商业和服务也根据不同场景争相涌入，它们直接提供面向医院、医生的企业与企业(business to business，B2B)模式的服务，也包括企业对消费者(business to consumer，B2C)模式。前者以专业机构为客户，后者为各个患者和医生服务，并包括"自查+问诊"咨询服务。

智慧医院的概念和部分应用对患者来说不仅简化了就医流程，降低了医疗费用，而且对医生来说，也减少了医疗之外的时间，极大地提高了患者和医生的交流效率，也帮助提高了服务水平。该应用在实践中不断得到患者认可，既服务了患者，又方便了医生，而如何提升服务质量是一个需要长期研究和改善的问题。

4.2.2 智慧区域卫生系统

智慧区域卫生系统是在对区域卫生的相关平台及业务梳理和整合基础上，通过综合分析和建设而搭建的新一代医疗信息系统，可以支撑基于社区医疗的双向转诊服务和远程会诊服务。该系统可以实现医保互通，整合居民健康档案，并提供网络健康教育与医疗咨询等服务。依托该系统，还可以整合预防保健、卫生管理和医疗服务资源，实现信息化、一体化和智能化的医疗健康应用系统。

智慧区域卫生系统体系架构如图 4.5 所示，该系统为医疗机构和卫生行政管理机构的管理者与决策者高效开展监管、计划、组织、指挥、协调和控制等管理活动提供数据支撑和应用服务[13]。

从图 4.5 中可以看出，智慧区域卫生系统主要由基础环境层、数据交换层、信息存储层、应用支撑层、应用服务层、标准规范体系、安全保障体系构成，其架构基于面向服务架构(service-oriented architecture，SOA)实现，并凭借 SOA 面向服务架构松耦合的特性，使得系统能够按照模块化的方式来添加新服务或更新现有服务，并具备良好的扩展性，据此满足未来新的业务需要，我们可以把已有的应用作为服务，从而可以有效地降低和保护系统的建设投资。其中：①基础环境层是指信息基础设施，它是支撑整个系统运行的软硬件环境，主要包括主机、

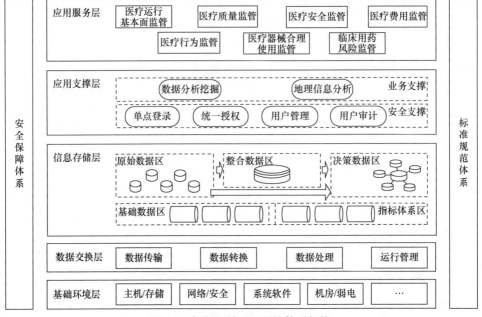

图 4.5　智慧区域卫生系统体系架构

存储等硬件设备，交换机、防火墙、网闸等网络与安全设备，操作系统、数据库、中间件、商务智能软件、地理信息系统(geographic information system，GIS)等系统软件，以及相应的机房、弱电等环境。②数据交换层具有初步的数据校验与汇聚功能，它为后续数据的利用奠定基础。③信息存储层主要存储支撑区域医疗服务监管信息系统运行的数据，它主要包括基础数据、指标体系、原始数据、整合数据和决策数据。④应用支撑层支撑区域卫生系统应用的运行，它包括了各类构件化服务和基础模块的服务。⑤应用服务层为区域卫生系统提供丰富的应用，主要包括医疗运行基本面监管、医疗质量监管、医疗安全监管、医疗费用监管、医疗行为监管、医疗器械合理使用监管、临床用药风险监管。⑥标准规范体系贯穿在整个系统建设中，由于区域卫生系统具有涉及面广、机构多、信息来源多等特点，因此建设必须遵循相应的规范标准并加以实施，严格遵守既定的标准和技术路线，只有在管理规范标准的保障下，才能确保整个系统的成熟性、拓展性和适应性，规避建设的风险。⑦安全保障体系是区域卫生系统建设项目的重要组成部分，包括技术层面的安全保障，如网络安全(内、外网安全保障机制)、系统安全、应用安全(用户身份认证)、数据备份等，而且还包括各项安全管理制度。以上各部分紧密结合，解决了数据来源、统一标准、信息共享等问题。

　　区域卫生系统主要指由区域卫生平台和公共卫生平台组成的系统[14]。图 4.6 为区域卫生信息平台。

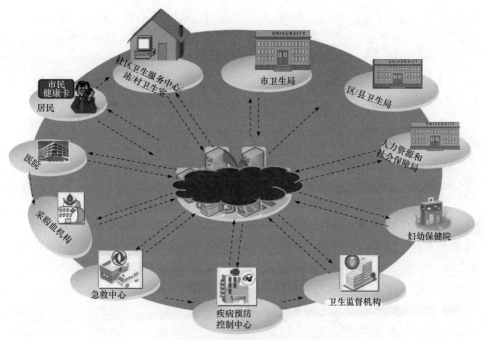

图 4.6 区域卫生信息平台

区域卫生信息平台包括综合管理的医院信息系统的 HIS 网、社区(村)医疗健康服务系统、公共疾病防御服务门户系统、服务医疗卫生管理的协同办公系统，该平台也负责收集和处理各种信息，联通社区、医院、医疗科研机构实现信息共享，并综合卫生监管部门的各种记录，形成集成一体的区域卫生信息平台。该平台通过运用尖端的通信和计算机技术，实现辅助医疗单位及其他有关组织开展疾病传播控制，实现传染病危险度的评价，并帮助制定传染源隔离和干预计划，既达到减少传染途径的目的，又可以节约费用支出，因此也具有制定预防和控制疾病的发生与发展的功能。社区医疗服务系统可以提供一般疾病的基本治疗，完成慢性病的社区护理、大病向上转诊和病后康复转诊的服务。该平台所提供的科学机构管理系统，能对医学院、药品研究所、中医研究院等医疗卫生科院机构的病理研究、药品与设备开发、临床试验等信息进行综合管理。

公共卫生系统由卫生监督管理系统、疾病预防控制信息(包括疫情)发布控制系统组成。卫生监督管理系统以"一户一档"为核心，构建卫生监督数据中心，建立相应的标准规范，实现行政许可、监督监测、行政处罚等核心业务管理信息化。并以此为基础，构建多种业务体系和子系统，包括面向管理层的数据分析和管理辅助决策子系统，面向卫生监督机构和工作人员的绩效管理、执法督察与稽查，面向突发公共卫生事件、重大疫情与重大活动的处置与保障子系统，面向机构间业务合作的业务协同子系统和面向公众和社区的卫生监督服务子系统。以重大疫情的处置和保障子系统为例，疫情的发布控制可以分为疫情实时监控系统、疫情分析系统、疫情预警系统和疫情发布系统，旨在做到快速有效地预警和发布疫情信息。

在区域卫生系统中依托医疗大数据和管理大数据，应用大数据挖掘技术和人工智能技术，可以进一步赋能区域医疗卫生系统的各项决策、管理和应急功能，为提高管理效率、降低医疗费用和预防公共卫生事件等提供了全新的视角与能力。

4.2.3 智慧家庭健康系统

随着我国进入人口老龄化及人们对医疗服务的要求越来越高，现有的医疗模式无法满足人们的需求，以患者为中心的全民保健模式成为发展的趋势。提高医疗监护设备的智能化，使本来只能在医院等特定环境下才能进行的健康监护走进家庭和大众化是适应这种趋势的可行方法。基于物联网技术的家庭健康系统应运而生，该系统利用传感器等信息识别技术，以及无线传感器网络、互联网、云计算、人工智能等物联网技术，实现患者与医务人员、医疗机构、医疗护理设备间信息的传递、交互、融合、共享[15]。

智慧家庭健康系统利用物联网结合感知识别普适化、异构设备互联化、联网终端规模化、管理调控智能化、应用服务链条化等特点，用户可以自助地完成整个健康监护生理参数的测量过程。一方面，系统通过指纹传感器识别用户身份并完成生理数据的自动采集、网络传输、数据库存储、自动停止采集等复杂的功能，代替了传统健康监护的人工测量及填写用户体检表格。另一方面，我们省去了人工建立并录入用户数据库表等需要多个医护人员协调才能完成的工作。智慧家庭健康系统体系架构如图 4.7 所示。

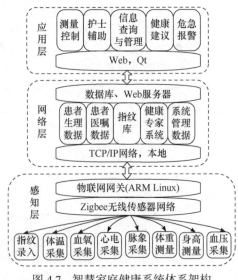

图 4.7 智慧家庭健康系统体系架构

　　智慧家庭健康系统包括针对患者行动不便无法送往医院进行救治的视讯医疗，对慢性病及老幼患者远程的看护，对残疾、传染病等特殊人群的健康监测，还包括自动提示用药时间、服用禁忌、剩余药量等的智能服药系统。智慧家庭健康系统工作流程如图 4.8 所示。

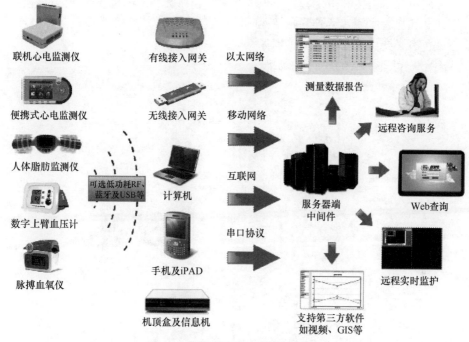

联机心电监测仪　　有线接入网关　　以太网络

便携式心电监测仪　无线接入网关　　移动网络

人体脂肪监测仪

可选低功耗RF、蓝牙及USB等　计算机　　互联网

数字上臂血压计

脉搏血氧仪　　　　手机及iPAD　　串口协议

机顶盒及信息机

测量数据报告

远程咨询服务

服务器端中间件　　Web查询

支持第三方软件如视频、GIS等　　远程实时监护

图 4.8　智慧家庭健康系统工作流程

　　智慧家庭健康系统是以家庭为单位的子系统，医生可以从服务器进入这个子系统，并根据家庭的体检信息，上传家庭医生的医疗健康指导意见和关注事项，并把医疗健康的重要事项推送给家庭成员。另外，医生还可以通过这个子系统的 APP 与家庭成员直接进行实时/非实时的交流。综合非实时/实时信息包括患者的血压、血氧、体温、心电监测等信息。信息传输一般采用全球定位系统(global position system，GPS)、蓝牙、WiFi、移动通信等设备。医务人员可以利用云平台提供的功能，通过各种信息传输功能对患者进行跟踪、呼叫、提醒等操作。可以减少慢性疾病患者去医院检查的频率以节约时间。

4.3　智慧医疗的主要形式

　　智慧医疗是信息技术与医疗健康服务和管理的深度融合，并在国家的大力支持下取得了较快的发展，对医疗服务模式、卫生管理方式、居民健康管理等产生了深刻影响。在智慧医疗的发展过程中,形成了以管理为核心、以医疗为核心、以患者为核心的三种主要形式。

4.3.1　以管理为核心

医院里除了医生和护士,还有很多新生儿、特殊病症的患者等弱势群体,以及婴幼儿和患者家属。遇到紧急情况时医院容易出现混乱的现象,所以智慧医疗建设中,有必要做有效的人员管理。

图 4.9 为医院 RFID 的应用场景。

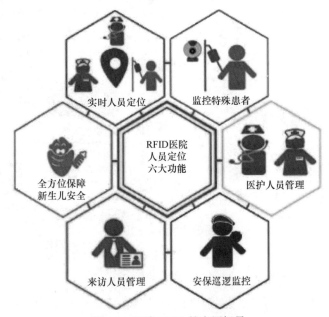

图 4.9　医院 RFID 的应用场景

通过医疗用品的物流系统、院内医疗设施管理和医疗用品的监管系统的信息整合,可以保证患者看病和治疗的效率,提高手术的安全性。医疗用品的安全需要得到充分保证,因此,医用物资的管理是智慧医疗管理中非常重要的组成部分之一。

由于与医院的日常管理和服务质量紧密联系,与其他管理系统相比,医院 RFID 应用更加具有实时性和条理性。这个系统有助于让医院/医生和就诊患者之间的关系更加和谐。而更多系统服务包括基于 RFID 的定位技术,它可以实现智能化的医疗资源管理,RFID 应用系统可以提供医生、员工、患者的位置等各种信息,该信息也涵盖了医疗器械设备、医疗药品及相关车辆等的管理信息。

医院内部常见的 RFID 标签佩戴者分为以下几类:患者、医生、护士、医疗设备、医院员工、药品标签、其他资产标签等。RFID 标签的功能主要包含身份认证、历史记录和电子钱包功能。身份认证功能主要用于对医院内部人员和患者进行身份信息认证与管理，保证医院内部业务流程和人员活动的正常秩序。历史记录可以提供患者所有医院门诊、住院检查、手术治疗和服药的所有过程数据，为医生的诊断和治疗提供详尽的病历数据。电子钱包功能则利用 RFID 技术进行付费和转账消费，提供方便灵活的个人和团体院内的消费/缴费服务。

1. 医务人员管理

为维护医院环境安全，设置 RFID 门禁考勤通道，医务工作人员则佩戴相应的 RFID 员工卡，RFID 考勤通道自动识别医务工作人员的 RFID 卡，自动完成考勤记录管理。

对于特殊、重要的区域单独设置 RFID 门禁，对进入员工进行权限检测和进出记录。

对安保人员巡逻定位、路线进行管理记录。安保人员佩戴可以定位的 RFID 标签，可以对安保巡逻人员的活动进行监测，重要地方可以通过 RFID 读写设备对巡逻人员进行识别确认。

2. 患者监控管理

患者监控管理主要分为特殊疾病患者管理和新生儿管理。

特殊疾病患者管理。通过给特殊或重症患者佩戴定位卡片或手环，可以在系统中随时查看患者实时位置、行走移动路线，一旦超出限定活动区域及时预警，防止发生意外；当患者意外摔倒、突发不适时，可使用随身智能终端进行求助，全面保障患者的安全。图 4.10 为 RFID 患者标识。

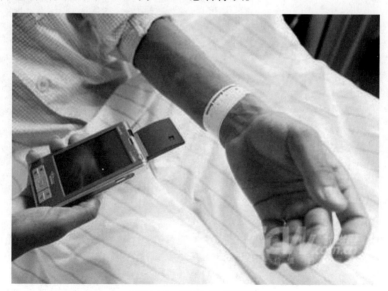

图 4.10　RFID 患者标识

新生儿管理。新生儿从外貌上来区分不容易，并且新生儿没有沟通交流的能力，更有不法分子专门盗取新生儿。所以做好新生儿的防盗管理是非常重要的。

(1) 进入新生儿区域的医院员工，新生儿的母亲及家属，来访者均需佩戴绑定身份信息的 RFID 标签，并在通道上设置 RFID 通道，记录、监测每一个进出者的信息及活动。

(2) 新生儿刚出生即佩戴上含新生儿信息的 RFID 标签，并且新生儿的 RFID 标签和新生儿母亲的 RFID 标签相关联，新生儿母亲和新生儿有同一个标识，防止人为调换，并且对新生儿的活动范围进行监测，超出即报警。

(3) 新生儿佩戴的 RFID 标签采用防撕、防破坏技术，若被人强行撕下、破坏，将会报警，并定位当前位置。

(4) 若有不法分子企图盗走新生儿，后台系统能马上锁定进出人员位置与新生儿位置。

在对患者监控管理的过程中，需要注意保护患者的隐私，防止患者的个人信息泄露，维护患者权益。

3. 医疗用品管理

医疗用品管理主要分为医药物流管理与医疗器械定位。智慧医疗物流管理如图 4.11 所示。

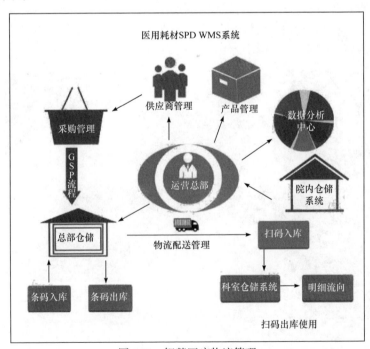

图 4.11　智慧医疗物流管理

医药物流关键在于降低货物分拣差错, 缩短库存及配送时间, 减少物流成本, 提高服务水平和资金使用效益, 实现自动化、信息化和效益化。我们将信息技术融入物流设备和物流管理信息系统, 有效地整合营销渠道上下游资源, 通过优化药品供销配运环节中的验收、存储、分拣、配送等作业过程, 提高订单处理能力。医疗用品的信息化管理可以解决传统医院药品的人力成本不断攀升与医院精细化管理需求提高的矛盾, 解决目前医疗用品从运输到储存的所有环节中人工操作所带来低效率、低可靠性和高成本的问题。

为此, 降低物流成本与作业差错, 实现医院物流信息化和自助化, 成为医院的发展需求。智慧医疗使冗杂的工作都用智能化装备来代替, 通过网络对运输的各个流程进行监控和协调, 更快地对医疗物资进行运输, 为患者和医护人员节省更多时间, 提高了就医效率; 既能解决医疗用品、后勤物资等大批量高效率的传输, 又能够满足急诊检验、药品等快速传输的需求; 彻底改变了 "人工加电梯" 的传统运输模式, 节省了人力, 大大地降低了人工成本; 实现了人流和物流的通道分开, 减轻了交通压力, 改善了就医环境, 提高了患者的整体满意度; 将药品、检验标本、后勤物资、耗材等通过专用传输线安全地送达各个科室, 既节省了运输时间, 又避免了运输中物资受到第二次污染、丢失的风险。

如果在术中使用错误器械/消毒不当的器械导致手术出了问题, 会对患者和医生/医院产生极大的风险。因此手术器械检查、清点出错或存储不当不仅会造成医院设备损失, 更重要的是给患者医疗安全带来严重威胁。类似问题也越来越引起医疗保健组织和监管机构的高度重视。美国食品和药品管理局已经采取了一项可回收医疗器械安全使用改善行动来引起全行业对这一问题的关注, 该行动还引用了一些成功预防医院二次感染的器械识别案例。

利用 RFID 技术在清洗及消毒过程中对器械设备进行追踪成了医疗器械管理的理想方法。使用可读写标签来标识设备, 这样可以将设备一些信息存入标签中, 每台设备上都安装芯片, 可以为其储存必要的设备信息和位置信息, 同时还可以记录每次维护、维修、巡检的相应信息。手持机/应用终端在医疗器械管理系统中起到信息读写的作用, 并进行辅助操作和实现数据的网上传输; 还可以与计算机进行信息交互, 它具有的可编程功能完美地实现了此项工作。为了充分地发挥医疗器械管理系统的优势, 我们可以将以往需要在现场手工填写的操作及现场不能实现的功能都内嵌到手持机/应用终端中。

实际上, 我们通过信息系统做到每次巡检和维护时对每一台机器的情况进行维护, 并完成相应的信息存储操作, 避免设备巡检和维护工作中出现的疏漏和人工操作带来的繁重工作量。由于每次巡检和维护的结果都记录并存储于芯片和中央处理器中, 而且这些信息具有安全性, 是不宜随意更改的。因此当出现和医疗设备相关的医疗责任事故时, 设备支持溯源操作。

4.3.2　以医疗为核心

智慧医疗需要利用大数据、物联网等技术，改进现有医疗体系。以医疗为核心是智慧医疗变革的重要部分，具体分为医疗安全需求、医疗闭环管理、临床辅助决策。

1. 医疗安全需求

智慧医疗所面临的安全风险，应采用适当的安全系统来进行应对，安全体系框架是一个实现系统安全保护的策略集合，具体包括：物理环境安全、网络安全、数据安全、应用安全(应用数据安全、应用资源可信等)等，共同提供多级别、多层次的安全保障。安全体系总体框架如图 4.12 所示。

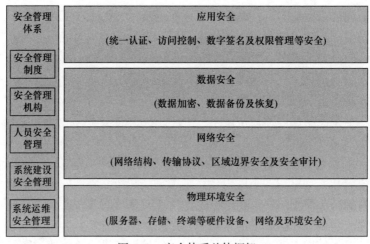

图 4.12　安全体系总体框架

为了达到安全设计，该体系有以下多项安全管理措施。

(1) 网络安全设计。通过网络安全策略、互联网协议(internet protocol，IP)地址的规划、计算机系统访问控制策略、防火墙安全策略、网络物理地址绑定等安全设计，防止 IP 欺骗、地址伪装。

(2) 防火墙。防火墙提供系统防护功能，它至少需要设置两台计算机，一台设置于公众服务区的互联网出口，另一台设置于数据中心区域接入政务外网物理接口处。其中公众服务区互联网边界部署防火墙保证更宽泛的服务，以实现非授权访问及越权访问，并将记录居民健康信息的系统公众平台设置于防火墙隔离区(demilitarized zone，DMZ)内，据此对进出 DMZ 的数据流进行访问控制。例如，系统识别并允许来自互联网的用户访问 DMZ 的居民健康信息系统，而不允许此处的服务器访问外网。在政务外网边界同样部署防火墙的另一台计算机，主要用于切断对内(数据中心区)、对外(政务外网)的非法访问和不安全数据的传递,提高和增强了内部网络数据的安全性。同时,防火墙具有日志审计功能,它可以留存至少数天内的网络访问日志。

(3) 网络安全隔离与信息交换系统。系统通过设置网络安全隔离与信息交换功能,使卫生局信息网络划分为数据中心区及公众服务区两个不同安全等级的区域,提供细化的协议转换功能,采用信息网关,实现居民健康信息系统数据在内外网之间的交换,据此解决内外网物理层隔离后的数据安全传递问题,以满足公众开放平台的安全性。

(4) 入侵防御系统(intrusion prevention system,IPS)。IPS 部署于防火墙之后,作为政务外网防火墙的补充。IPS 实现更细粒度的访问控制能力,是一种主动防止入侵的安全防护技术,并提供了对内部攻击、外部攻击和误操作的实时保护。入侵防御系统在网络防火墙保护的系统和应用受到危害之前,即可拦截和响应入侵,实时拦截数据流量中各种类型的恶意攻击流量,把攻击防御在数据中心网络之外,保护内网区域的核心信息资产安全。

(5) 数据库审计系统。在医疗卫生核心网络中安装数据库审计系统是出于居民健康系统及网络安全的考虑,它通常部署在居民健康信息系统的交换机中。数据库审计系统通过网络旁路,可以防止非法入侵对业务系统造成危害。数据库审计系统部署后,其可以记录内部人员、第三方业务系统开发商、维护人员或不法分子通过后台工具直接登录数据库的操作行为,并完整全面地监控和记录登录数据库的用户信息、源地址、所使用的程序和操作内容等行为数据,包括所有的结构化查询语言(structured query language,SQL)语句。同时,审计记录结果可以实现完整溯源。另外,按需审计还能够对危险行为实时采取措施和报警,例如,及时对删除表的操作及各种针对数据库的攻击行为进行报警,并通过长期的访问记录生成报告,对数据库访问情况进行统计和分析,从而对数据库性能的改进提供参考依据。

(6) 抗拒绝服务系统。抗拒绝服务系统可以对 SYN Flood(同步包流量攻击)、UDP Flood(无连接报文流量攻击)、ICMP Flood(控制报文攻击)、IGMP Flood(组播报文攻击)、Fragment Flood(分片报文攻击)、HTTP Proxy Flood(代理主机攻击)、CC Proxy Flood(匿名挑战攻击)、Connection Exhausted(连接耗尽攻击)等各种常见的攻击行为进行有效识别,并通过集成的机制实时地对这些攻击流量进行处理及阻断,以保护服务主机,降低攻击所造成的损失。基于网页插入的网页(Web)保护模式和基于连接代理的保护模式可以有效地抵御拒绝服务(denial of service,DoS)攻击的发生。

2. 医疗闭环管理

在互联网+医疗的人工智能新时代,患者对医疗服务品质的要求越来越高,医疗机构不仅需要为传统的院内患者提供医疗服务，还需要通过"互联网+"的方式对患者提供更多的院外(诊前、诊后)医疗服务，并通过打造全程的诊前、诊中、诊后医疗服务，为患者构建闭环的健康管理，守护患者的健康，不仅可以提升患者医疗服务满意度，带来更多的口碑效应，为医院长久的发展带来社会效益和经济效益[16]。

　　智慧医疗闭环管理——智慧急救示例如图 4.13 所示。

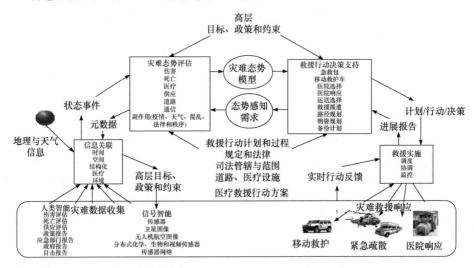

图 4.13　智慧医疗闭环管理——智慧急救示例

　　医院信息化建设的最终目标是提高医疗效率、保证患者生命健康安全和提高医疗质量。医院患者安全和医疗质量的保证，依赖的是对医院所有环节的闭环管理。移动医疗则是达到闭环管理的重要工具之一。在医疗过程中，闭环处理包括从门诊医生开出医嘱，到药房买药，或者包药机发药，确认患者身份，以及整个流程完整的电子记录。使用信息技术，我们随时都可以查到每个环节的进行情况。

　　从医护工作站到患者，我们利用无线设备连接信息网络的节点，而移动医疗恰好成为解决临床信息化最后 20m 的工具，将医院信息链完整地串接在一起，由此实现全面质量管理、部门间合作、精细资源管理等功能。

　　我们以患者服药为例，在医生下达医嘱后，药房人员会根据医嘱将每名患者每一次服用的口服药包装成一小袋，在包装袋上印上一个二维码，标识患者身份信息及药品信息。无论是药剂师、搬运工还是护士，都会通过设备扫描二维码共同确保正确的药品被正确的患者在正确的时间服用，形成完整的信息闭环。

　　在检查检验和治疗的所有环节要做到闭环管理，必须要做到四类数据的匹配，即人(who)、时(when)、地(where)和事(what)，并在信息系统中完整地记录下来，降低出错率。即使出错，我们也需要保证在差错发生时的可追溯性。

医疗闭环管理涉及多学科的整合，依赖于通过信息化手段和各个部门的信息整合为患者提供快捷安全的服务。系统设计理念是围绕每一名患者提供统一的服务，并据此进行部门间的信息整合。

医疗闭环管理需要临床信息工作进行相关的技术支持，主要有以下几方面[17]。

(1) 医院住院患者应用条形码腕带，条形码信息作为患者的唯一识别标识。

(2) 护士佩戴具有条形码的身份识别卡，通过移动工作站服务患者。

(3) 医嘱录入系统增加临床路径管理，实现医嘱记录智能化、结构化。

(4) 药房引进自动摆药机系统，整合药品信息和患者信息。

(5) 利用移动工作站和条形码扫描设备，护士可以完成检验标本的采集、患者服药、患者注射等医疗操作与医嘱信息的相互匹配，并自动完成相关确认。

3. 临床辅助决策

临床辅助决策系统(图 4.14)为医生提供临床指南。临床指南是基于循证医学的观点，系统开发的多组临床指导意见，用于帮助医生和患者针对特定的临床问题做出恰当的处理，减少医疗差错，避免资源浪费。临床指南的开发方法严谨、科学，内容翔实、准确，是指导临床医务人员临床实践的最佳依据。尽管目前国

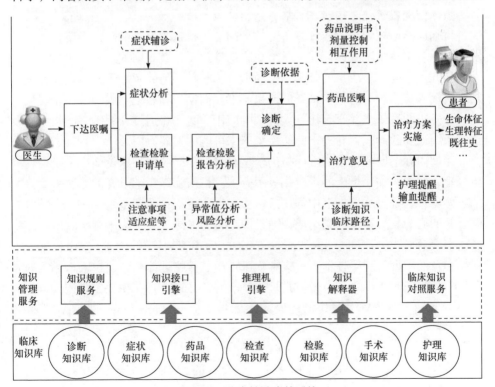

图 4.14 临床辅助决策系统

际上已经先后出现了 1900 多种临床指南，但是实际调查研究发现，这些临床指南并没有能够很好地应用于临床实践，规范广大医疗工作者的诊疗行为。研究表明，因为纸质临床指南阅读使用不便，给出的诊疗建议不是针对特定患者的实际情况，所以在很大程度上阻碍了临床指南实时、高效地应用于临床实践[18]。

随着计算机技术的发展，人们开始尝试将临床指南的内容数字化，即将文本形式的临床指南按照临床指南表达模型进行建模，形成计算机可理解、执行的模型，并以此为基础构建基于临床指南的决策支持系统。该系统能够结合患者信息执行临床指南，在诊疗的关键时刻提供针对性建议，指导临床实践、规范诊疗流程。与基于文本的临床指南相比，计算机可执行的数字化临床指南具有以下优势。

(1) 与患者电子病历数据相结合，使得计算机自动地依据临床指南规范，在临床实践中为医务人员提供各种诊疗和防治建议，真正实现规范化的临床诊疗。

(2) 依据数字化临床指南，提供及时的决策支持，辅助临床实践，可以减轻医护人员的工作强度和难度。

(3) 方便医护人员随时查看所需的临床指南，以这样的方式利用临床指南比在专题论文或学报里查阅出版的临床指南，或者利用那些通用的、与患者的个体信息无关的临床指南要方便有效得多，有利于医护人员自身的再学习过程。

临床指南数字化是构建基于临床指南决策支持系统的核心问题。理论上来说，通过将临床指南知识表达成计算机可执行的，支持自动推理的临床指南模型，给出针对患者实际情况的诊疗建议，会对临床诊疗工作有较强的改善。目前，在国际上公开发布的比较成熟的临床指南模型有十几种，研究者基于这些模型开发了临床决策支持系统。近十年来新的成果不多，而模型和系统发展得也比较缓慢，已经开发出的系统也并没有得到大范围的应用。我们将通过介绍已有的模型分析这些系统遇到的问题，并提出此类系统未来可能的发展方向。

目前国际上研究较多的临床指南模型有将近 20 项，而临床指南模型是指计算机可理解的文本临床指南的规范化表示方法。目前临床指南研究的方法主要分为如下两类：一是将临床指南中的诊疗过程构建成流程化的模型，由一系列随着时间展开的行为、决策、场景组成，通过图形化的方法来表达临床指南的内容，临床指南交换格式(guideline interchange format，GLIF)是其中的代表；二是根据人工智能和自然语言处理等技术，对文本临床指南进行整理标注，通过人工标签的方式，将临床指南加工成一篇计算机可以理解的新文档，临床指南要素模型(guideline element model，GEM)是其中的代表。

4.3.3　以患者为核心

传统流程对于患者和医院而言都是十分低效的。例如，由于每种医疗检查的需求量与耗时都不相同，各个检查地点的排队情况是不同的。而进行血检、尿检、CT

等各种检查，则需要先交费，然后逐一到各个检查地点进行检查。由于患者对医疗流程不了解或对医院情况不熟悉，在需要进行多项检查时，难以根据具体排队情况，选择最省时省力的检查顺序。对于医院而言，某个流程环节的低效会影响整个医院的工作效率，如缴费窗口开启数量不足时，可能导致缴费环节的大量排队，并使得药房、各类医疗检查或其他相关环节流量不足，造成设备和人员的闲置浪费。

目前，医疗服务的主要工作流程是以医院为中心的。患者就医时，首先通过挂号排队方式等待看病；其次，在拿到医生处方后，可以排队缴费并到药房取药；当病情复杂时，上述过程还可以统一安排，避免多次排队。物联网技术可以改变医院工作流程，提高医疗服务的整体效率。在医院工作流程的各个环节都有传感器设备感知实时状态并上传至医院数据中心。既减少医生与护士的繁忙程度，又省去患者排队时间等。患者只需随身携带一个移动终端，这个移动终端主要实现3 种功能：①记录患者的就诊状态，能够以友好的流程图告诉患者已完成与未完成的就诊步骤，对于每个步骤还会提供包括地点和流程等详细信息；②从医院数据中心得到医院的实时状态，并显示在就诊流程图上，帮助患者选择下一个就诊步骤；③提供智能调度服务，综合患者的就诊状态与医院的实时状态，为患者推荐一个最优化的就诊流程。

另外，"以患者为中心"的医院工作流程会最大限度地节省患者的时间。我们也可以建议患者家属配备类似的移动终端，帮助患者进行缴费等环节。大家共同提高医疗人员、设备、场所的利用率，常见的应用场景包括以下几种。

(1) 智慧导医系统。随着医学发展，医院的专门科室越来越多，很多患者进入医院会犯迷糊，不清楚自己应该挂什么科室，也不知道所需挂的科室的正确方向，这个时候就需要帮助。当患者进入门诊大厅后，智能分诊系统会根据患者病情给予患者正确的引导和指示，帮助患者尽快就医[19]。

(2) 医患交互平台。借助于物联网射频识别技术及无线网络技术，实现人与物的定位识别，结合门禁监控，提高患者诊疗环境安全；通过无线智能移动推车、医护移动终端，实现医护移动查房及远程探视、医嘱执行核对。

通过二维码技术，结合多屏互动技术，可以用于门诊移动输液患者的身份信息与输液瓶签信息的识别，也用于智慧病房中，通过在电视等信息显示屏幕上部署二维码，利用打码可以直接将相关应用扩展到手机、平板电脑等设备上，患者可以在自己的终端设备上方便地使用各类医疗应用。

(3) 智慧结算系统。在智慧门诊服务构建中，通过与银行协作实现"先诊疗后结算"的技术，支持存量卡与新卡通过签约后具有医疗卡的功能。借助银行信用体系，通过预授权功能，使患者在门诊的各个环节减少排队时间。主要涉及的核心技术包括银行卡签约实现技术与医院就诊业务实现技术。①银行卡签约实现技术框架。在"先诊疗后结算"就诊模式中，与银行签约后的银行卡，可作为能标识患者身份的就诊卡在医院内进行就诊。在银行签约技术实现中，涉及的系统包括：医院信息系统、银行、集成平台、数据中心。在银行签约技术实现中，利用院内已有的集成平台实现银行端与医院端及银行卡数据中心之间的集成。②门诊"先诊疗后结算"就诊业务实现技术框架。"先诊疗后结算"的技术部分实现了所有前端自助业务的交易处理，涉及的系统包括：医院信息系统、银行、管理信息系统、自助服务系统。"先诊疗后结算"系统如图 4.15 所示[20]。

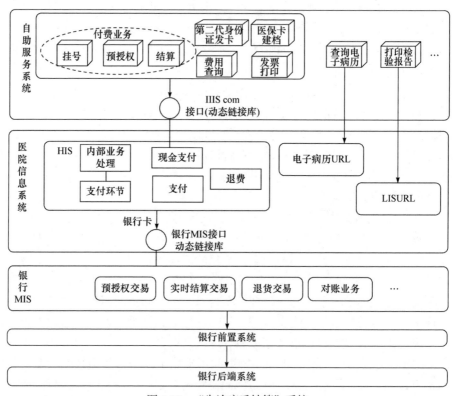

图 4.15　"先诊疗后结算"系统

4.4　本章小结

　　智慧医疗是智能互联技术、大数据技术和人工智能技术等新一代数字化与信息化技术在医疗健康领域的不断发展而涌现出来的新型医疗健康服务，它打破了空间限制、时间限制和思维限制，在数字化医院、区域卫生系统和家庭健康系统中各种应用场景中逐步落地，产生了各种以"管理"、"医疗"和"患者"为中心的创新应用模式与智慧医疗服务，已成为目前和未来保障及改善人民群众生活质量的重要手段。

参 考 文 献

[1] 百度文库. 智慧医疗整体解决方案(案例库)[EB/OL]. [2020-06-26]. https://wenku.baidu.com/view/7d7555d1b8d528ea81c758f5f61fb7360b4c2bc5.html.

[2] 曹力, 汤少梁, 许可塑. "互联网+"时代智慧医院前景研究[J]. 合作经济与科技, 2015(19): 68-70.

[3] 糜泽花, 钱爱兵. 智慧医疗发展现状及趋势研究文献综述[J]. 中国全科医学, 2019, 22(3): 366-370.

[4] 李雯娟, 陈睿. 基于物联网技术的智慧医疗系统及其建设策略研究[J]. 激光杂志, 2014(5): 56-58.

[5] 何遥. 智慧医疗的新发展[J]. 中国公共安全(综合版), 2018, 314(10): 148-152.

[6] 武琼, 陈敏. 智慧医疗的体系架构及关键技术[J]. 中国数字医学, 2013(8): 98-100.

[7] 方媛, 林德南. 智慧医疗研究综述[J]. 新经济, 2014(19): 70-72.

[8] 国信证券. 智慧医疗, 颠覆时代(案例篇)[EB/OL]. [2015-05-16]. https://max.book118.com/html/2018/1002/5131332132001320.shtm.

[9] 西南证券. 医药行业: 智慧医疗强势崛起, 市场空间千亿量级[EB/OL]. [2015-05-21]. https://max.book118.com/html/2020/0405/8132054037002105.shtm.

[10] 董华, 刘太强. 我国智慧医疗发展现状及问题分析[J]. 中小企业管理与科技, 2014(25): 162-163.

[11] 倪明选, 张黔, 谭浩宇, 等. 智慧医疗——从物联网到云计算[J]. 中国科学: 信息科学, 2013, 43(4): 515-528.

[12] 陆晋军, 丁富强, 郑荣. 智慧医院体系架构及关键技术应用[J]. 中兴通讯技术, 2014, 20(4): 16-20.

[13] 刘璐, 谢桦, 范启勇, 等. 基于健康档案和区域卫生平台医疗服务监管系统的研究与实现[J]. 中国卫生信息管理杂志, 2015, 12(1): 43-48.

[14] 陈云忠, 曹定舟, 许源. 浅析基于云计算的区域卫生信息系统的构建[J]. 中国医疗设备, 2011, 9(26): 57-60.

[15] 黄永健, 王伟, 谢广明, 等. 物联网家庭健康监护系统[J]. 兵工自动化, 2013(11): 87-90.

[16] 刘帆. 移动医疗助力闭环管理[J]. 中国医院院长, 2014(9): 90.

[17] 张丽敏, 于艳艳, 刘亚平. 用药闭环管理与医疗安全[J]. 中国卫生质量管理, 2016, 23(3): 7-9.

[18] 尹梓名, 吕旭东, 段会龙. 基于临床指南的决策支持系统[J]. 中国医疗器械信息, 2015(3): 1-5.

[19] 陈慧, 莫晓琼, 刘立捷. 以患者为中心的优质护理在门诊分诊护理中的应用[J]. 实用预防医学, 2011, 18(10): 2006-2007.

[20] 左秀然, 杨国良. 以患者为中心的智慧医疗应用模式研究与实践[J]. 医学信息学杂志, 2014, 35(12): 13-18.

第 5 章　智慧医疗的体系架构与关键技术

本章提出智慧医疗的体系架构，以及支撑该体系架构的关键技术，包括医疗传感技术、无线网络技术、云平台技术、移动医疗技术、大数据技术及人工智能技术等。

5.1　面向场景应用的智慧医疗无线物联网总体架构

智慧医疗无线物联网总体架构(图 5.1)采用了智慧感知层、服务支撑层和应用服务层的三层架构，呈现出"智慧一体感知、一个混合专网、两套保障体系、一个服务平台、一个应用平台"的总体框架[1]，从而实现医疗万"物"的汇聚感知、医疗数据的整合处理、医疗服务的汇聚分发和医疗应用的管理运行，为人民群众提供网络化、数字化、智能化和个性化的智慧医疗服务。

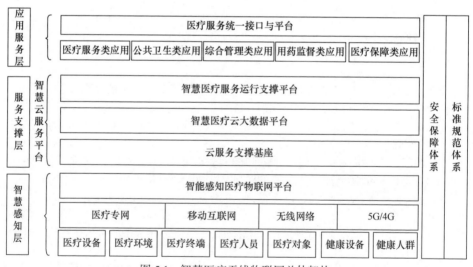

图 5.1　智慧医疗无线物联网总体架构

智慧一体感知是指智慧医疗架构中的智慧感知层，可以通过网络把不同种类的传感器，包括传感网关连接在一起，实现"万人"和"万物"的互联互通，通过收集各种医疗卫生对象的信息，如患者 ID、患者体征、患者位置等，实现医疗对象的感知识别，同时也能实时采集医疗卫生资源所涉及的各种信息，如医疗检查设备、病房设施、医生终端、护士终端等设备运行中的实时信息。除了上述医疗服务的相关设备，医疗卫生资源中还包括了健康服务所涉及的各种设备，如运动传感装置、家庭监护设备等，健康服务的全体对象，即健康人群的信息也将被采集。综上所述，智慧医疗架构中的万物互联为智慧一体感知提供了大数据支持，而智慧一体感知的最终目标是通过智慧医疗体系的总体架构实现医疗健康服务所需要的各种"物"的智能汇聚和各种"信息"的智慧感知。

一张混合专网是指一个结合无线物联网、面向智慧医疗应用的混合网络，依托于医疗卫生专网，可以支持多种接入方式。市内的医院网络由运营商接入中心机房，完成专网建设，其他公共卫生机构及行政管理机构采用专线方式接入，社区级医疗单位如卫生服务中心、乡镇级医疗单位通过互联网，采用虚拟专用网络(virtual private network，VPN)的点对点方式，经过互联网接入中心机房，而边远的医疗单位如社区卫生站、村卫生室则采用 VPN 拨号的方式接入中心机房。

两套保障体系包括了标准规范体系和安全保障体系。标准规范体系作为总的原则，需要贯穿在智慧医疗物联网中，只有遵循统一的规范、代码和接口的原则，依托标准规范体系，实现医疗卫生信息的标准化，才能真正地实现医疗信息资源的共享和充分利用。在智慧医疗物联网和医院信息化建设的过程中，通过梳理业务规范和数据定义标准，建立相应的规范标准体系，并加以严格实施，才能实现多部门、多单位、多系统、多技术等异构平台环境下的医疗信息互联互通，确保整个系统的成熟性、拓展性和适应性，减少系统风险。目前在医疗物联网中涉及的标准规范主要包括：智慧医疗卫生标准体系、电子健康档案、电子病历数据标准与信息交换标准、医疗资源信息共享标准、卫生管理信息共享标准、标准规范体系管理等内容，主要在医疗管理部门和医疗行业协会统一协调下制定。建设智慧医疗架构的另外一个保障体系是安全保障体系，作为医疗物联网的安全防护体系，需要从六个方面进行建设，具体包括物理安全、网络安全、主机安全、应用安全、数据安全和管理安全，一般通过采用多层次、多方面的技术标准和技术手段，来实现信息安全保障，为智慧医疗卫生系统安全防护提供有力技术支持，整个医疗物联网体系的构建必须严格遵循安全保障体系的各项标准和规定，防止出现信息泄露、篡改、破坏等安全风险。

一个服务平台是指服务支撑层中所提供的智慧云服务平台，包括智慧医疗服务运行支撑平台、智慧医疗云大数据平台和云服务支撑基座三大模块。云服务支撑基座建立在服务器、存储设备、交换机等基础硬件设备群上，借助医疗专网的高速互联能力，通过基于软件的运行支撑平台，提供多种云计算和云存储功能，可以解决分散资源的集中管理和集中资源的分散服务问题，实现各类感知资源和医疗数据的按需聚合应用服务，支撑高效能的海量数据分析和处理。大数据中心建立在云服务支撑基座上，一般包括两大类组件，一是基础中间件，如资源虚拟化中间件、应用服务中间件、数据库中间件等，为云平台的各种资源如计算资源与存储资源的整合和调度提供基础；二是运行支撑服务组件，通过对基础设施的有机整合，支持按需动态分配计算和存储资源，构成一个智慧医疗云数据中心。智慧医疗云数据中心是智慧医疗卫生信息资源的汇聚地，可以完成医疗卫生相关各类信息的汇聚、整合，分别包括基于电子病历的患者电子病历信息库、基于电子健康档案的居民健康档案信息库、基于医疗资源的医疗资源信息库、基于医疗政策及合理用药规定的医疗管理信息库和基于辅助诊疗的临床医学知识信息库，实现电子健康档案、电子病历和其他医疗资源信息的集中存储与共享利用，所提供的数据交换能力可以支撑行业内外、区域内外的医疗信息共享及业务协同。

　　智慧医疗服务运行支撑平台是以智慧医疗云大数据平台为核心的、面向医疗卫生服务的一体化平台，可以实现各种医疗服务应用的聚合和分发，以服务的方式完成医疗卫生机构的数据采集、交换和整合，并提供医疗卫生行业的各种基础服务和扩展服务，实现医疗卫生机构的互联互通，从而为城乡居民、医疗卫生人员、医疗服务管理者提供优质、便利的服务，提升医疗服务质量、效率和能力。例如，依托智慧云服务平台所提供的基础服务，可以实现表单服务、检索服务、安全服务、权限服务、消息服务、日志服务和资源目录服务，建立工作流服务，实现以"居民健康档案为核心，电子病历为基础，慢性病防治为重点，决策分析为保证"的智慧云服务，支撑居民健康相关信息的共享及卫生业务协同工作，通过对海量数据的挖掘、分析，辅助各级卫生管理者进行有效决策。

　　一个应用平台是指依托上述服务平台，可以提供各种新型应用，包括五类主要面向医疗单位的服务和一个面向医疗对象的统一服务入口。五类应用具体包括医疗服务类、公共卫生类、综合管理类、用药监督类及医疗保障类。其中医疗服务类面向卫生医疗机构的服务体系，主要包括网上预约挂号、电子病历共享、远程会诊等系统，可以提升现有医疗服务的信息化水平和服务质量；公共卫生类针对公共卫生专业机构，目的是了解人群健康、干预人群健康和保护人群健康，具有卫生应急指挥、疾病预防控制、急救一体化管理和公共居民健康自助门户等系统，可以整体提高人群的健康水平；综合管理类主要指导医疗机构改革，拟定并组织实施医疗发展规划、管理制度、技术规程和质量标准，负责监督医疗机构和从业人员的医疗服务质量，协助处理重大突发事件，开展自然灾害情况下的医疗救护和应急指挥工作，可以加强管理人员的科学决策能力；用药监督类主要针对药品采购，覆盖事前采购、事中开药辅助、事后用药查询的全流程监管，规范医生诊疗服务行为；医疗保障类主要包括医保信息系统与新农合系统，医保信息系统可以实时获取诊疗数据，实现医保结算审核，提高医保资金的应用水平。新农合系统则是针对农村合作医疗中的信息进行采集和处理，为新农合工作的整体运行提供管理保障。上述服务往往是通过一个管理人员服务门户来统一开展上述应用的, 该门户为医疗卫生行政管理人员搭建起一体化的服务入口, 监管医疗服务、公共卫生服务及相关医疗卫生资源的具体情况, 并对应急突发情况和紧急事件给予快速、及时的预警提示。医护人员服务门户为医护人员搭建起统一的一体化服务体系, 通过电子健康档案和电子病历了解患者既往病史等信息, 提高居民在保健、预防、就诊、急救、康复等方面的服务质量。

应用平台中的统一服务访问入口为智慧医疗对象提供了一个统一的访问入口和平台, 可以提供居民健康卡、居民健康自助门户等功能。居民健康卡具有身份识别、基础健康信息存储、跨机构跨地区就医、费用结算等功能, 借助智慧数字平台中的居民个人电子健康档案、电子病历等医疗信息, 可以通过互联网在医院终端或手机终端上实现跨系统、跨机构、跨地域的互联互通和信息共享, 从而实现跨区域的医疗卫生一卡通的协同服务。居民健康自助门户可以利用网站门户或手机等移动终端的移动应用程序或微信小程序, 搭建起一个以用户为中心的、一体化的、个性化的居民健康服务体系, 帮助居民在充分了解自身健康的情况下, 为居民提供各种健康咨询服务, 包括健康监测与评估、自我健康管理和疾病防治康复等智能化服务。

综上所述, 该智慧医疗物联网架构可以在五个方面提升医疗服务的能力。

(1) 智慧诊疗: 通过对区域电子病历的共享, 方便医务人员跨机构快速全面地掌握患者的诊疗信息, 结合各种医学专家知识库, 并应用计算机技术、人工智能技术、大数据技术、物联网技术等来辅助各级基层卫生机构的医务人员提高医疗服务能力, 优化就诊流程, 助力科学诊疗, 可最大限度地减少误诊率, 规范医疗行为, 提高医疗质量, 节约医疗成本。

(2) 智慧急救: 依托医疗物联网和智能云服务平台, 可以联动疾控系统、急救系统、妇幼医疗保健系统和血站信息系统等, 使相关机构的资源信息互联互通, 利用全球卫星定位技术、智能传感技术、GIS 技术、先进 5G 网络通信技术、人工智能信息处理技术等高科技技术, 实现对卫生应急突发事件的快速反应、统一调度、准确救援。

(3) 智慧健康: 无论居民身处任何地点, 在任何时间, 均可以依托智慧医疗物联网的平台, 利用各类感知终端, 通过先进网络技术, 享受全程的"一站式"、"个性化"和"智能化"的医疗、健康和保健服务, 破解"看病难, 看病贵"和"社区养老压力大"等民生难点问题。

(4) 智慧运营: 智慧医疗物联网架构中的医疗数据平台汇聚了医院运营中的全流程、全周期的各类数据, 特别是动态运营数据, 这些数据刻画了医院运营过程的各个方面, 通过大数据挖掘技术、人工智能技术和物联网技术的综合应用, 可以实现医院运营中各个流程的优化和实时监控, 可以提高医院效率和医疗水平。

(5) 智慧监管: 通过对海量、真实、有效的医疗大数据进行智能挖掘, 借助智能分析和决策系统，为医疗管理部门在资源规划、疾病防控、健康教育、慢性病防治、机构监管、人员管理、突发救援、保障处理等医疗管理和服务工作提供科学、及时、高效的辅助与支持。

　　智慧医疗能力的构建，依托于近年来不断发展的医疗传感技术、无线网络技术、云平台技术、移动医疗技术、大数据技术和人工智能技术，下面将对这些智慧医疗物联网总体架构中的关键技术逐一进行分析。

5.2　医疗传感技术

　　医疗传感器就是一种能检测或响应人体生理信号的设备。作为能感受到生命体征的"感觉器官"，医疗传感器延伸了医生的感知能力，是医疗设备的关键器件。医疗传感器主要可以用来测量各种人体生理参数如肺音、心音、血压、脉搏、体温、血流等，检测数据将作为重要的生理参数为临床诊断提供帮助；在患者监护方面，医疗传感器可长时间连续测定某些生理参数是否处于正常范围，以便医生随时掌握患者的状况；在智能检查方面，医生可利用医疗传感器检测正常或异常生理参数；在智能治疗方面，根据医疗传感器提供的生理信息，结合个体治疗方案，医疗传感器的执行机构会自动反应，从而调节和控制人体的生理过程，如注射泵根据流量传感器的信息调节推进量，实现单位时间注射量的自动控制。

　　现在，医疗传感器已经在癌症治疗、无创检测等领域表现出了巨大的潜在能力。未来，传感技术还会不断进步，传感器在现代医学领域中的应用还会越来越广泛，而这也将促进现代医学诊断和治疗的方法得到更大的发展。可以预计在不远的未来，受益于传感技术的发展，遗传病、心脏病、高血压、渐冻症、血液病等医学难题也可能会得到一定程度的解决。

5.2.1　无线生物传感器

1. 可穿戴传感技术

　　可穿戴设备(图 5.2)是一种可以安装在身体上，并能感知、处理和传递信息的计算设备，其中传感器是可穿戴设备的核心器件，可以看作人类感官的延伸，增强了人类的感知能力。随着生物科技和信息科技交叉研究的不断进步，传感器的微型化使得可穿戴设备可以植入人体中[2,3]，而且随着传感器集成化和智能化程度的提升，可穿戴设备可以获取人体的各个部位的全局生理信息，甚至通过收集脑部信号获取人体的心理状态。另外，借助信息交互和智能通信能力，可穿戴设备可以与人、环境进行交互，同时采集外部环境的数据，实现对人体的全方位的信息采集，为智慧医疗服务提供基础。

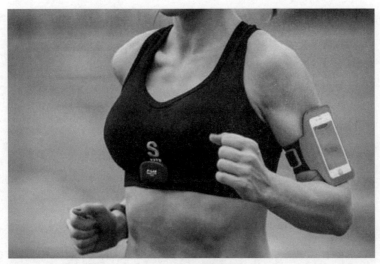

图 5.2　可穿戴设备

可穿戴设备的主要应用领域包括：以血糖、血压和心率等生理参数监测为代表的医疗领域，以运动、睡眠和姿态监测为代表的保健领域，以信息、娱乐、交互为代表的消费领域，以数据采集、存储、传输和显示为代表的工业与军事领域。可穿戴设备在医疗卫生领域主要应用于健康监测、疾病治疗、远程康复。

(1) 健康监测：随着人口的老龄化及医疗资源的紧缺，健康观念已逐步受到重视，医疗健康监护的智能设备特别是可穿戴设备备受关注。市面上的可穿戴监测设备主要以智能手环、智能手表的形态为主，具有可操作性强、便于携带、外形美观的特点。其主要的功能有运动计步、心率检测、体温测量、血氧测量、血糖监测、能量消耗及睡眠监测等。

(2) 疾病治疗：可穿戴设备用于康复疾病的治疗目前还处于研究与评估阶段，但在一些特定的领域已获得成功应用。例如，穿戴式体外自动除颤仪，可用于高危心脏病患者，在危急时可以自动除颤，拯救患者生命。可穿戴的胰岛注射装置，可以根据患者的血糖水平和治疗方案，帮助患者维持身体健康。

(3) 远程康复：社区医院或中心医院的医生可以根据可穿戴设备采集的相关生理数据，及时地把控患者病情，指导患者进行家庭康复，减少就医压力。临床上近些年也出现了各种穿戴式外骨骼康复机器人及辅具，如手外骨骼、上肢外骨骼、下肢外骨骼的康复器械和康复机器人，可以在没有医生护士在场的情况下，有效地帮助患者进行康复训练，提高康复训练的效果。

2. 生物传感器芯片

生物传感器由分子识别部分(敏感元件)和转换部分(换能器)构成，是一种对生物物质敏感，并能将其浓度转换为电信号，实现生物分子检测的智能设备，其基本原理是用生物敏感材料作为识别元件，常用的敏感材料包括酶、抗体、抗原、微生物、细胞组织和核酸等生物活性物质，这些敏感材料对于生物分子的活性反应可以通过氧电极、光敏管、场效应管、压电晶体等理化换能器转换为电信号，经过信号放大器的放大，最终与片上处理器子系统构成智能化的分析工具或生物传感器系统。

生物传感器如图 5.3 所示。

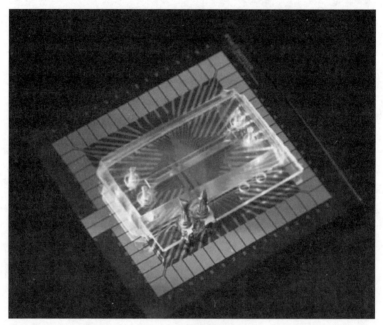

图 5.3　生物传感器

生物传感器是能够把生物活性的表达转换为电信号的物理或化学换能器，主要有电化学器件、光学器件、热敏器件、声波器件、压敏器件等，生物传感器可以应用在医学和非医学领域的许多方面。

生物传感器一般包括以下三个功能。

(1) 传感：提取出动植物中能够发挥感知作用的生物材料，如生物组织、微生物、细胞、生物酶、抗体蛋白质、抗原物质、核酸分子等，作为传感单元，这种传感单元一般需要通过生物材料或类生物材料的批量生产来完成，同时也需要研究反复利用的方法，以降低检测的难度和成本。

(2) 转换：将上述生物材料传感单元所感受到的持续、有规律的信号，转换为光学、压电、电化学、温度、电磁等信号，从而实现信号的感知，并对信号进行数字化。

(3) 分析：将数字化的信号通过各种数据处理算法转换成人们可以理解的信息，并传输到医疗信息系统或终端中，为医生或管理者的决策提供依据。

现代生物传感器往往还具有无线传输能力，构成无线生物传感器，并构成无线传感器网络或物联网，一方面可以把信息传递到信息中心，另一方面可以从单点监测升级到多点监测，甚至全面监测，提高更多的、更全面的数据采集和分析能力。

3. 数据融合算法

无线生物传感器网络[3]是由大量无线传感器节点(sensor node，SN)组成的，通过无线通信方式形成了多跳自组织网络[4]。无线生物传感器网络具有部署迅捷、自组织、容错性高和隐蔽性强等技术优势[5]。

无线生物传感器数据融合技术[6-8]是无线生物传感器网络的关键技术之一，它通过合并相似数据、预测未来数据等方式可以提高生物数据的准确度，对冗余数据进行精简，并减少节点间生物数据的传输量，从而明显地提高传感器与监护网络的生命周期及数据质量。图 5.4 为传感器数据融合算法。

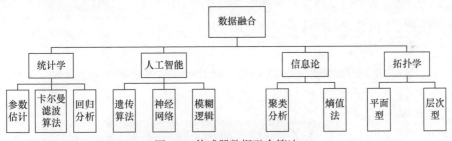

图 5.4　传感器数据融合算法

在无线生物传感器网络数据融合中，目的是从大量冗余、精准性不高的数据中提取所需的生物数据及生物特征，这与统计学研究的方法与目的具有相似性，基于统计学的数据融合算法主要采用传统概率统计方法，利用生物数据的概率分布或者密度函数来描述其不确定性，采用统计学常用的参数估计、回归分析和卡尔曼滤波算法可以去除噪声的影响，提取有效的信息，因此，这种方法被大量应用于无线生物传感器数据融合之中[9,10]。

人工智能是一门集数学、统计、计算机和信息论的交叉学科，其本质是对人的思维的信息过程的模拟，其核心方法包括各种智能算法，如遗传算法、模糊逻辑和神经网络，其中神经网络方法可以很好地利用历史数据的特性对传感器数据进行分类、回归等挖掘和处理，应用十分广泛。

基于信息论的生物传感数据融合方法通过信息熵来定量地描述传感数据与目

标环境之间作用的不确定性，通过度量信息熵的变化求解信息增量，实现数据的聚类分析，然后根据人为地设定或优化条件，对网络收集到的数据进行融合，得到高质量的数据。

基于拓扑学的无线生物传感器网络数据融合方法主要从网络节点的拓扑结构出发，考虑平面网络结构和层次网络结构来实现对传感数据的融合，如在融合权重分配、融合集合划分和融合方法上进行优化处理，也包括针对数据融合的网络拓扑的优化。

5.2.2　标识技术

1. 条码技术

条码技术已在销售终端系统(point of sale，POS)、电子数据交换(electronic data interchange，EDI)、电子商务、供应链管理中得到广泛应用，是物流管理和商业运营现代化的重要手段与技术基础。条码技术也可应用到智慧医疗中作为医疗资源分类和身份识别认证的主要技术，条码技术涉及条码信息编码、标识符号设计、快速识别和计算机管理技术，它是实现医疗资源数字化、信息化、自动化、网络化和智能化不可缺少的前端采集技术。

条码技术如图 5.5 所示。

图 5.5　条码技术

条码技术具有如下特点。

(1) 应用简单：条码具有制作容易，扫描简单、携带方便的特点。

(2) 速度快：扫描录入信息的速度是键盘录入的 20 倍。

(3) 信息量大：条码与计算机、数据库联合使用，可以索引大量的信息。

(4) 可靠性强：条码的编码方式具有误码率非常低的特点。

(5) 技术成熟：条码的相关设备包括制作设备和扫描设备已应用多年。

(6) 使用方便：识别装置与标签的相对位置要求低，应用方便。

(7) 成本低廉：设备结构简单，技术成熟，应用部署的成本低。

2. 二维码技术

二维码作为信息传播的信息载体，具有成本低廉的特点，可以广泛地运用于智慧医疗的各个环节和体系中，极大地提高了数据收集和信息处理的速度，提高了医疗效率，并为医院管理的信息化和智能化提供了基础。

二维码技术具有如下特点。

(1) 信息容量大：采用高密度编码，可容纳 1850 个大写字母或 2710 个数字或 1108 个字节或 500 多个汉字。

(2) 编码范围广：可以把文字、签字、指纹等信息，甚至图片和声音进行编码和表示，也可以支持多种语言。

(3) 容错能力强：编码图形的设计中具有纠错功能，即使穿孔、污损等引起局部损坏面积达到 30%，也不影响正确识读和信息恢复。

(4) 可靠性高：采用先进的编码设计，译码误码率不超过千万分之一。

(5) 支持加密：在编码中采用加密算法，具有良好的保密性和防伪特性。

(6) 成本低廉：可以很容易地进行条码制作和嵌入，具有易制作和持久耐用的特点。

(7) 使用灵活：条码符号形状、尺寸大小比例可变，还可以嵌入标识等图形，提高了用户的应用体验感受。

(8) 使用方便：二维条码可以使用专门的激光或基于电荷耦合器件(charge coupled devices，CCD)的阅读器进行识别，也支持智能手机或智能终端进行识别。

二维码技术如图 5.6 所示。

3. RFID 技术

射频识别是一种基于无线射频信号进行目标识别并读写相关数据的无线通信技术，无须在识别系统与特定目标之间建立机械或者光学接触。

将数据调制成特定无线电频率的电磁信号，通过附着在物品上的标签将电磁信号传送出去，实现标签的自动辨识，并追踪该物品。标签类型一般包括两类：无源标签直接从识别器发出的电磁场中得到能量，并不需要电池，就可以传送标签信息；有源标签本身拥有电源，因此可以主动发出调制无线电波。由于采用无

图 5.6　二维码技术

线电波传递信息，标签在数米之内都可以进行识别，不需要处在识别器视线之内，甚至可以嵌入被追踪物体的内部。

射频识别已在许多行业得到了应用。例如，将标签附着在生产线中的汽车上，方便厂家追踪汽车在生产线上的生产进度和详细信息。射频标签附着在牲畜与宠物身上，可以方便对牲畜与宠物的识别管理。身份识别卡可以对员工的出入进行管理，实现考勤和安全防护。汽车玻璃上的射频应答器可以用来实现高速公路的不停车收费及停车场的自动支付。

在医疗过程中，特别是医院中存在大量的类似场景，因此可以将 RFID 技术应用到智慧医疗中，可以用来识别不同的生物信号或生物实体，如应用于库房、病房和手术室，可以追踪药品、医疗设备和患者的位置与状况，简单方便。

RFID 技术如图 5.7 所示。

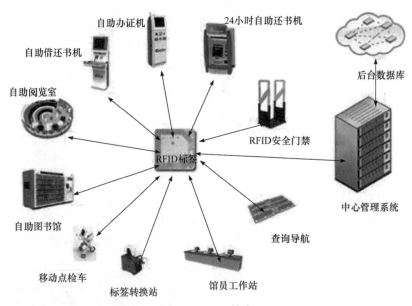

图 5.7　RFID 技术

RFID 技术有如下优点。

(1) 扫描速度快：RFID 读写器可同时激活多个 RFID 标签，采用算法进行分辨和识别，实现数个 RFID 标签的读取，数量可以达到数十个，甚至数百个标签，如可以快速读写手术准备台上的各种手术器械和医疗耗材。

(2) 体积小/形状多样：RFID 标签在读取上不受尺寸大小与标签形状的限制，可以方便地粘贴在各种产品的表面，甚至产品内部，其小型化和多样化外形可以应用于不同产品，如患者的识别卡可以做成手环形状，佩戴在患者的手上，方便患者进行治疗和检测。

(3) 抗污能力强：RFID 标签对水、油和化学药品等物质具有很强的抵抗性，不容易受到折损，由于数据存在 RFID 标签的芯片中，即使表面破损或涂改也不会更改数据，如手术器件中的标签支持消毒处理。

(4) 可重复使用：条形码的信息固定，无法更改，而 RFID 标签则可以新增、修改、删除 RFID 标签中储存的数据，因此可以重复使用。如医疗仪器的标签可以在报废后重复使用，应用在新的机器上，只需要更新其中的数据即可。

(5) 支持穿透读写：RFID 标签的无线电波能够穿透纸张、塑料和木材等非金属材质的容器，因此支持穿透读写，应用十分方便。如手术器械在完成后，可以在手术盘外面进行清点，以防遗漏。

(6) 记忆容量大：一维条形码的容量为 50 字节，二维条形码最大的容量为 3000 字节，而 RFID 标签的最大容量可以达到数兆字节，而且随着存储技术的发展，可以适应于未来物品所需携带的大量数据。如位于医疗器件内的 RFID 标签可以存储该器件的全部使用信息，无须从数据库中调取，方便应用。

(7) 安全性高：RFID 标签的数据内容具有密码保护，内容不易被消除和伪造，在信息的读取和修改上还可以设置权限控制，从而满足医疗环境中的安全标准。

综上所述，RFID 标签的各种优势，特别是远距离读取、高储存量等可以帮助医院大幅地提高医疗资源的管理水平，让无线医疗物联网中的各个实体单位的运营和服务流程进行全面的数字化，从而优化医疗服务的流程，提高医疗服务单位的效率。

4. 生物识别技术

生物识别技术是一种利用人体固有的生理特性(如指纹、虹膜)或者行为特征(如笔迹、声音、步态等)来进行个人身份的标识和鉴定的技术，如图 5.8 所示。生

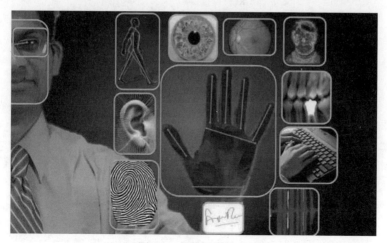

图 5.8　生物识别技术

物识别技术一般通过电子技术和计算机技术的应用，结合光学、声学、生物传感原理来实现。由于生物识别技术主要通过人类生物特征进行身份认证，而人类的生物特征通常具有遗传性或终身不变的特点，具有与人体直接绑定和随身携带的优点。

生物识别技术通过对人体生物特征进行取样并数字化，并从数据中提取特征，构成特征向量，通过与预先采集存储的特征向量模板进行比对，从而实现对人体的身份识别和认证。用于生物识别的生物特征有手形、指纹、脸形、虹膜、视网膜、手指静脉、脉搏、耳廓等，行为特征有手势、步态、签字、声音、按键力度等，分别产生了手形识别、指纹识别、面部识别、发音识别、虹膜识别、签名识别、静脉识别等多种生物识别技术。随着微处理器技术的发展、电子元器件的成本下降和算法精度的逐渐提高，生物识别技术已逐渐应用于商业上的各种授权控制如门禁、考勤、认证等领域，也可以在医疗领域的各个类似领域进行应用。

5.3　无线网络技术

5.3.1　近距离无线通信技术

1. 植入医疗通信

为满足慢性病患者对医疗监护和植入无线通信系统的需求，我国无线电频率管理机构规划 401～406MHz 频段用于医疗植入无线通信系统。

医疗植入系统无线通信系统的主要射频指标要求如下所示。

(1) 信道占用带宽及频段如下所示。

401～402MHz 和 405～406MHz，频段为 100kHz。

402～405MHz，频段为 300kHz。

(2) 有效辐射功率限值如下所示。

具有"发射前搜寻"协议的设备：25μW。

低占空比（≤0.1%）的设备：250nW。

(3) 载波频率容限小于 10^{-4}。

(4) 杂散域发射功率限值应满足《中华人民共和国无线电频率划分规定》附录 2 中有关陆地移动业务设备的要求。

此类无线通信装置一般采用专用的通信收发器设计，而且位于身体内部，所以往往同时把无线充电的功能也考虑在内。

2. 紫蜂网络 Zigbee

Zigbee 是 IEEE 802.15.4 协议定义的通信协议之一，来源于蜜蜂的八字舞，其具有近距离、低复杂度、自组织、低功耗、低数据速率、低成本的特点，特别适用于基于低功耗嵌入式设备的自动控制和远程控制领域。因为 Zigbee 具有自组织通信网络的特点，所以其能够自适应地在网络节点之间找到一条可用的路由线路，方便构建无线传感网络。Zigbee 可以实现小型廉价设备的无线联网和控制，在智慧能源、健康医疗及智能零售等领域，其提供了一种可靠的无线网络解决方案。

Zigbee 技术如图 5.9 所示。

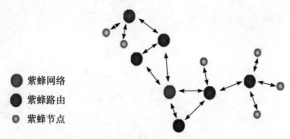

紫蜂网络
紫蜂路由
紫蜂节点

图 5.9　Zigbee 技术

Zigbee 技术优势主要包括以下几方面。

(1) 低功耗：两节五号电池支持设备六个月到两年的使用时间，而如果使用蓝牙技术仅能工作数周，使用 WiFi 模块只可工作数小时。

(2) 低成本：Zigbee 数据传输速率较低，但协议简单，免收专利费，降低了成本。

(3) 可靠性高：由于通信协议的设计中采用了碰撞避免机制，同时为需要固定带宽的通信业务预留了专用的时隙，从而有效地避免了发送数据时的竞争和冲突，具有节能和可靠通信的特点；节点模块之间能够自动动态组网，具有自愈合的自组织功能，采用自动路由的方式进行信息传输，从而保证了信息传输的可靠性和可达性。

(4) 容量大：Zigbee 的帧结构可以支持 60000 个节点进行组网，具有大规模的组网能力。

(5) 保密性好：Zigbee 提供了支持 128 位高级加密标准(advanced encryption standard, AES)算法的安全加密能力，并集成了 IEEE 802.15.4 所要求的安全特性。

(6) 频段灵活：Zigbee 使用频段为 2.4GHz、868MHz 和 915MHz，均为免执照频段。

基于 Zigbee 的自组织无线网络在家庭养老监护中具有很好的功耗、成本和组网优势，已在很多社区或养老机构开展服务，作为无线医疗物联网的典型应用进行推广。

3. 蓝牙

在 10m 的空间内蓝牙技术支持移动或非移动的设备进行网络连接,并支持语音和数据通信,如图 5.10 所示。蓝牙技术联盟(Bluetooth Special Interest Group, Bluetooth SIG)从蓝牙 1.0 已发展到蓝牙 5.0,其中 4.0 版本集成了 IEEE 802.15.1 中传统蓝牙的标准、IEEE 802.11 中物理层和媒体访问层(media access control, MAC)协议及 Wibree 低功耗传输标准,其中物理层采用了简单的高斯频移键控(Gauss frequency shift keying, GFSK)调制,拥有极低的运行和待机功耗,使用一粒纽扣电池即可连续工作数年。最新的蓝牙 5.0 进一步扩展了传输距离和传输速率,并保持了低功耗的特点。

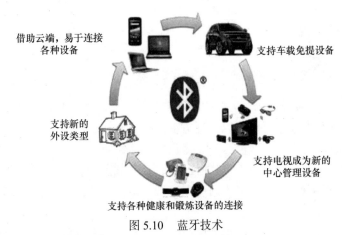

借助云端,易于连接各种设备

支持车载免提设备

支持新的外设类型

支持电视成为新的中心管理设备

支持各种健康和锻炼设备的连接

图 5.10　蓝牙技术

低功耗蓝牙(bluetooth low energy, BLE)的网络拓扑相比 Zigbee 的星型拓扑简单得多,凭借其在手机和音频领域的领先地位,在智慧健康领域得到了广泛应用。

蓝牙 4.0 技术具有如下特点。

(1) 传输速率高:蓝牙低功耗技术支持很短的数据包,其传输速率高达 1 Mbit/s。

(2) 低功耗模式:支持先进的广播嗅探模式,以实现低功耗的通信,应用在低功耗可穿戴设备中。

(3) 延迟小:蓝牙低功耗技术的联机建立只需要 3ms,同时蓝牙能迅速地启动链路通信,并以数毫秒的传输速率完成数据传递,并在传输完成后,立即关闭连接以节省电池使用。

(4) 稳定性好:蓝牙低功耗技术使用 24 位的循环冗余校验(cyclic redundancy check, CRC),结合传统的跳频技术,可以在降低峰值功率的条件下,抵抗外部干扰的影响,确保数据包的稳定传输。

(5) 传输安全:使用支持密码块链消息验证码计数模式(counter mode with

cipher block chaining message authentication code mode，CBC-MAC)的 AES-128 加密方式进行传输，为数据封包提供加密性和安全性。

(6) 拓扑结构：蓝牙低功耗 BLE 从属设备使用 32 位访问地址发送数据包，可以连接数十亿台设备。

蓝牙低功耗技术在健康领域中已得到了广泛的应用，它的应用层协议在运动和健身方面提供了多种规范：身体成分服务(body composition service，BCS)、心率测量规范(heart rate profile，HRP)、体重测量规范(weight scale profile，WSP)和跑步速度与节奏的运动规范(running speed and cadence profile，RSCP)等，还专门设计了支持健康护理的规范，如血压测量规范(blood pressure profile，BLP)、体温测量规范(health thermometer profile，HTP)、血糖测量规范(glucose profile，GLP)和连续血糖监测规范(continuous glucose monitor profile，CGMP)。

4. WLAN

WiFi 也是一种无线通信协议，与蓝牙技术一样，同属于短距离无线通信技术。最早的 802.11bWiFi 可支持 11Mbit/s 的传输速率。虽然在数据安全性和功耗方面的性能比蓝牙技术要差一些，但在覆盖范围方面却略胜一筹，特别是 WiFi 无线通信技术可以直接接入互联网[11]，我们常把所搭建的无线网络称为无线局域网(wireless local area network，WLAN)。图 5.11 为 WLAN 技术示意图。

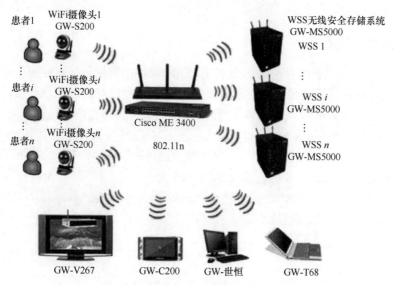

图 5.11　WLAN 技术示意图

WLAN 主要应用在家庭和办公场所，特别是不方便安装有线网络或者需要快速部署网络的建筑物。

目前在智慧医院的各种建筑物中，WiFi 已成为标准的基础设施，而且 WiFi 包括 IEEE 802.11a/b/g/n/ac 等多个标准，并已推出 802.11ax 的 WiFi6 标准。

WiFi 的主要特点包括以下几方面。

(1) 范围广：WiFi 终端和接入设备的通信半径可以达到 100m，适合单位楼层和办公室内部的使用。

(2) 高速通信：WiFi 的主要特点是支持高速通信能力，最早的 802.11b 标准支持 11Mbit/s 的通信速率，802.11a 标准可以支持 54Mbit/s 的通信速率，802.11n 标准可以支持 600Mbit/s 的通信速率，802.11x 标准可以支持 6.9Gbit/s 的通信速率，而 WiFi6 标准可以支持 9.6Gbit/s 的通信速率，甚至超过了大多数有线网络的通信速率。

(3) 无须布线：WiFi 可以不用铺设有线网络，即可实现全楼层，甚至全建筑的网络覆盖。WiFi 可以支持多个设备的快速接入。

(4) 健康安全：IEEE802.11 设定的发射功率不可以超过 100mW，实际发射功率为 60～70mW，具有健康绿色的特点，而手机的发射功率为 200mW～1W，手持式对讲机发射功率可以高达 5W，对人体有一定的辐射。

由于智慧医疗的大多数应用场景均处于室内，因此在医院大楼中已部署了大量基于 WiFi 网络的信息系统，医生和护士可以通过移动智能终端接入 WiFi 网络，可以实现移动办公、移动诊疗、移动查房、移动检查和移动护理等，提高了医疗效率和服务质量。

5.3.2　路由扩展技术

目前网络的发展趋势是全部的 IP 化，但随着各种应用包括医疗应用的不断发展，网络设备包括无线设备不断增加，使得 IPv4 的网络路由已面临地址枯竭和安全问题，由于医疗物联网采用基于全网 IP 化的架构，因此也同样面临向 IPv6 的过渡问题，而且基于 IPv4 的网络和业务将会在一段相当长的时间里与 IPv6 共存，IPv4 到 IPv6 的过渡机制非常重要，网络/终端设备需要同时支持 IPv4 和 IPv6，最终的目标是使所有的业务功能都运行在 IPv6 的平台上。

IPv4 到 IPv6 的过渡方法有三种：双协议栈技术、隧道技术及协议翻译器。其中双协议栈技术和隧道技术是常用的方法。

(1) 双协议栈技术。网络元素和移动终端上的 IPv4/IPv6 双协议栈是非常重要的过渡机制，无论是网络核心设备、运营商 IP 网络和公共因特网边缘的边际路由器均应该是支持 IPv4 和 IPv6 的双栈路由器。移动终端也需要通过双协议栈来访问 IPv4 和 IPv6 的业务。

(2) 隧道技术。IPv6 的数据包封装在 IPv4 的数据包中进行传送，并在接收后解除封装恢复成 IPv6 的数据包，可以实现 IPv6 数据在 IPv4 网络和设备中的传送，这种隧道技术是一种非常重要的过渡方法，隧道技术要求在封装和解除封装的节点上都有 IPv4/IPv6 双协议栈的功能。隧道技术又分为自动配置和人工配置两种。

(3) 协议翻译器。协议翻译器是纯 IPv4 主机和纯 IPv6 主机之间的中间件，使得两种主机不需要修改任何配置，就可以实现彼此之间的直接通信，其通信对于移动终端来说是透明的。协议翻译一般采用头部标识转换，即把 IPv6 数据包转换为 IPv4 数据包，或者反过来，并在必要时对校验进行调整或重新计算。目前在路由器中常用的 NAT/PT(network address translator/protocol translator)就是采用这种机制来实现内外网地址转换的，但这种转换会破坏了端到端的服务特性，如不支持 IPSec，而且 NAT/PT 可能成为网络性能的瓶颈，效率比较低，有可能限制业务平台的容量和扩展性。

通过上述技术的不断应用，IPv6 使得网络中的每个节点都有一个独一无二的、全球可路由到的地址。图 5.12 为路由技术示意图。

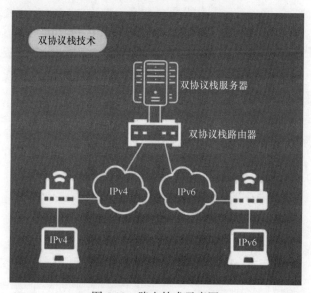

图 5.12 路由技术示意图

5.3.3 无线物联网信息安全技术

物联网的安全和互联网的安全问题一样，是一个至关重要的问题，受到广泛的关注[12,13]。由于物联网连接和处理的对象主要是人、机器、物件及数据，其所有权特性导致物联网信息安全要求比通常的互联网应用要求更高，对隐私保护的要求也更高，同时有设备和数据的可信度问题，如设备伪造、数据篡改的问题，还包括各种入侵问题，如 DoS 攻击网络问题。

物联网系统的安全和一般 IT 系统的安全基本一样，主要有 8 个尺度：读取控制、隐私保护、用户认证、不可抵赖性、数据保密性、通信层安全性、数据完整性和随时可用性。前 4 项主要位于物联网架构的应用层，后 4 项主要位于传输层和感知层。其中隐私保护和数据保密性在物联网中尤其受到关注。

物联网应用所特有的安全问题一般包括如下几种。

(1) Skimming：在末端设备或 RFID 持卡人不知情的情况下，信息被读取。

(2) Eavesdropping：在一个通信通道的中间，信息被中途截取。

(3) Spoofing：伪造复制设备数据，冒名登录系统。

(4) Cloning：克隆末端设备，冒名顶替。

(5) Killing：损坏或盗走末端设备。

(6) Jamming：伪造数据造成设备阻塞，使其不可用。

(7) Shielding：用机械手段屏蔽电信号让末端无法连接。

对于上述问题，现有的安全体系可以基本满足物联网的大部分安全需求，更高要求的实现需要能够自动感知物联网的设备、协议、环境的新型工具，这些工具能够分析物联网各个环节的安全弱点，并且能够帮助物联网企业选择合理的加密和访问控制的解决方案。可信计算是由可信计算组织(Trusted Computing Group，TCG)推动的安全计算技术，在计算和通信领域中被广泛地应用在基于硬件安全模块的可信计算平台。可信计算的具体内容包括计算平台的完整性、平台的远程证明、数据存储的安全性、数字知识产权保护等，可以有效地提高整个系统的安全性与完整性。基于硬软件结合的可信安全计算技术可以在物联网安全中发挥关键作用[14-17]。

5.4　云平台技术

云计算和云平台既是信息技术不断发展的必然产物，也是今后医疗技术发展的必然方向[18-22]。以云计算技术为依托，通过对医疗卫生业务的深入理解，构建基于医疗云的医院信息化系统数据中心是智慧医疗物联网提供智慧服务的核心关键技术。图 5.13 为云技术示意图。

云数据中心采用面向服务的体系架构，通过"集中"实现数据的汇聚，为信息共享和管理提供方便，通过"分布"实现业务的快速、灵活部署，可以适应医疗卫生业务需求的快速变化，通过"开放"实现现有业务的创新应用，以及新型业务的创新服务。

医疗云依托云计算和大数据的技术优势，连接用户、医疗设备、医疗机构，构建医疗行业的云生态。云计算具有的弹性可扩展、数据整合、能力开放的特性，可以帮助医疗健康行业的创新应用、快速开发、灵活部署和高效应用。

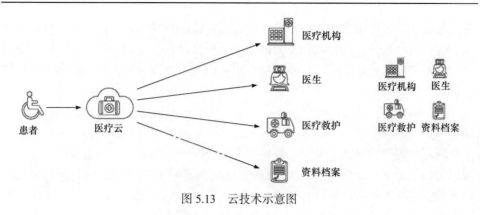

图 5.13　云技术示意图

云医疗的服务包括云健康信息系统、云远程诊疗系统、云远程监护系统及云教育系统等。

(1) 云健康信息系统。云健康信息系统将电子病历、预约挂号、电子处方、电子医嘱、医疗影像文档、临床检验信息文档等整合起来，建立了一个完整的数字化电子健康档案平台，把健康档案存储在云端，一方面作为未来医疗服务的诊断依据，另一方面为远程医疗、医疗教育提供条件。云健康信息系统一般包括一个以视频语音技术为基础的"多对多"的健康信息沟通平台，可以实现医疗保健的多媒体咨询，以方便居民与医生的面对面沟通，这种视音频技术的应用还可以为云医疗远程诊断、远程会诊、远程监护和远程医疗教育提供基础服务。目前基于微信小程序的医院 APP，就是一个典型的云健康信息系统的应用，可以实现医疗知识宣传、医疗检查报告下载、互联网专家挂号等各种医疗服务。

(2) 云远程诊疗系统。云远程诊疗系统主要应用于边远地区的医疗服务，也可以应用于社区门诊，通过云远程诊疗系统，可以在医学专家和患者之间建立起直接的、面对面的联系，使患者在当地医院即可接受远地专家的会诊服务，并指导当地医生和护士进行治疗与护理。云远程诊疗系统中的关键技术有云计算技术、5G 通信技术、物联网传感技术及远程医疗设备技术，通过数据、文字、语音和图片资料的远距离传送，实现专家与患者、专家与医务人员之间异地"面对面"的会诊，也可以实现远程的超声检查，甚至开展远程手术。

(3) 云远程监护系统。云远程监护系统主要应用于老年人、心脑血管疾病患者和糖尿病患者的日常监护，特别是危重病人的术后康复监护。云医疗监护系统通过医疗物联网接入云医疗数据平台中，可以为患者提供全方位的生命体征监测，包括心脏、血压、呼吸、血氧等，并通过 5G 通信网络将监测到的数据发送到云远程监护系统，实现自动化和智能化的监控。当异常数据出现时，云远程监护系统将会自动发出警报，并通知监护人或护理人员及时进行照护。很多云医疗监护系统还安装有卫星定位系统，并带有紧急求救按钮，当患者出现异常时，通过紧急求救按钮可以将患者实时信息传送回云远程监护系统，云远程监护系统将快速与云远程诊疗系统进行对接，及时地为患者进行远程会诊和治疗，必要时，云远程监护系统也能通过卫星定位系统确定患者位置，积极进行抢救，以免错过最佳救治时间。

(4) 云教育系统。云教育系统往往与云医疗健康信息平台一起联动，开展各地疑、难、急、重症患者的远程、异地、实时、动态电视直播会诊，也可以进行大型国际会议全程转播，并组织国内外专题讲座、学术交流和手术观摩等，为基层医师的职业培训提供条件，促进先进医疗技术的推广和普及，可以极大地提高医师的业务水平，提高整体医疗服务质量。

综上所述，基于云平台的云医疗具有如下的优势。

(1) 数据安全：借助云医疗健康信息平台中心的网络安全措施，可以避免数据泄露的风险；利用云存储的安全措施，可以使得医疗信息数据定期地在本地及异地进行备份，提高了数据的冗余度，防止数据的丢失和损坏，提升系统的安全性。

(2) 信息共享：可以将城市区域医疗，甚至省市的医疗信息整合到一个虚拟云环境中，有利于各个部门的信息共享，提高工作效率，提升医疗监管能力，提升服务质量。

(3) 弹性扩展：利用云医疗中心的云环境，可以利用云平台技术天然具有的弹性扩展能力，实现云医疗系统的访问性能、存储性能、灾备性能的快速、无缝扩展升级，并保证升级期间的各种服务不会发生间断。

(4) 普惠医疗：借助云医疗的远程可操控性，以及云计算平台的分布式特性，可以形成覆盖全国的云医疗健康信息平台，实现医疗信息在整个云内的共享，实现普惠医疗，惠及更广大的群众，实现全盘监管，保证医疗服务质量。

(5) 实施可行：采用云平台技术，可以不需要在医疗机构内部部署服务器和软硬件技术，同时可以实现按需部署，按需使用，并按需付费，可以实现可负担、可持续和可迭代的发展模式，避免一次性投资带来的资金和技术压力。

5.5 移动医疗技术

移动医疗是移动互联网在医疗行业的新应用，其包括了以移动互联网为载体和技术手段的医疗健康教育、医疗信息查询、电子健康档案、疾病风险评估、在线疾病咨询、电子处方服务、远程会诊服务和远程治疗康复等多种形式的医疗健康服务。

移动互联网医疗是移动互联网技术与医疗的结合，是新型医疗服务的重要发展方向，是依托高科技技术特别是智能手机技术的新型医疗服务模式，随着 5G

网络在城市、农村和边远地区的不断部署与优化，伴随智能手机的持续普及，有利于解决中国医疗资源不平衡和人们日益增加的健康医疗需求之间的矛盾，这种互联网+医疗的模式，可以更好地满足群众需求，方便部署健康扶贫工程，提升农村贫困人口医疗保障水平，特别是能有效地保障特困地区的医疗服务可及性，推进医疗公平的不断发展，保障民生服务质量，一个统一、权威、开放的人口健康信息平台可以促进和培育新业态，普惠地满足群众需求。

如图 5.14 所示，移动医疗技术主要以医疗云平台为后台，以智能手机为载体，以智能手机系统中的应用程序或微信为应用平台，以各类特色医疗应用程序APP，或者微信平台的各种医疗公众号、医疗小程序为门户，为人民群众提供数量众多的个性化的医疗健康服务，满足各类人群的医疗健康需求。

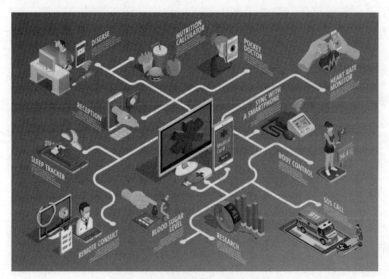

图 5.14　移动医疗技术示意图

目前国内大力推进的网上预约分诊、检查检验结果共享互认、医保异地结算等新型医疗服务，可以让群众感受到真正的实惠，受到了群众的普遍欢迎。

移动医疗网络的关键技术主要包括：跨平台的移动医疗健康应用开发技术、面向移动医疗网络的云医疗服务技术等。

(1) 跨平台的移动医疗健康应用开发技术。目前医疗健康应用有三大平台：安卓、iOS 和微信，其中安卓手机一般提供安卓平台，苹果手机提供 iOS 平台，而腾讯公司的微信 APP 上提供了微信公众号和微信小程序两个平台，可以跨安卓手机和苹果手机，这些平台目前均有非常大的使用人群，因此也带来移动医疗健康应用需要同时在多个平台上进行开发和维护的问题，特别是普惠的医疗应用如挂号等使用频度较高的应用，因此跨平台的开发技术是关键技术之一，目前常用的解决方法有基于 HTML5 的跨平台 APP 开发技术、基于自动编译转换适配的开发技术、基于云编译的 APP 生成技术和基于云原生的 APP 开发技术。

(2) 面向移动医疗网络的云医疗服务技术。移动医疗健康应用包括微信小程序的人机交互界面,一般采用 HTML5 技术来实现,但安全认证、数据存储、信息处理,特别是关键的医疗服务往往依赖于云医疗数据平台所提供的各种智能化服务 API,即智能服务接口,如通过远程诊疗的服务接口,可以连接远程诊疗平台,实现专家会诊;通过物联网的接口可以实时上传心电数据,通过心电分析接口,可以获取心电诊断结果;通过眼底照片分析接口,可以实现青光眼的早期筛查等,从上面的例子中,可以看出移动数字医疗的关键在于医疗物联网所提供的设备汇聚、数据汇聚、网络汇聚和医疗资源汇聚能力,采用人工智能技术和大数据挖掘技术,借助移动网络技术可以提供丰富多彩的医疗特色服务,提高人民群众的健康水平和幸福感。

移动医疗技术应用的一个典型案例是微信在医疗方面的应用,微信的用户在 2018 年突破了 10 亿人,大约有 3.8 万家医疗机构开设了微信公众号,其中有 60% 的公众号支持用户在线挂号,超过两千家医院可以接受微信支付。

移动医疗网络技术可以为公共医疗服务提供公平直达的手段,提高城市人群的医疗服务水平,减轻农村贫困人口医疗负担,并能与医疗保险、医疗救助联动,实现真正的普惠医疗,推动健康中国发展。

5.6 大数据技术

医疗大数据的本质是数据[17]。在医疗行业,医生的诊治是一个过程,需要将患者状态或治疗过程记录下来。由于医生对疾病的认识不同,因此所记录的事实会有所不同,特别是缺乏经验的医生,经常会忽略一些重要的病历信息,可能造成数据丢失,也可能导致所记录的数据没有准确地反映出客观的事实。图 5.15 为大数据技术示意图。

大数据时代的数据一般来源于数据平台的外部,如果没有数据标准进行规范,则数字质量无法保证,而且数据是系统的输入,如果获取的是不真实的数据,则无法得出有价值的结果。所以在保证数据规模的同时,数据的质量至关重要,同时把握数据的物理含义对于未来的数据分析也非常关键。

与其他行业的大数据相比,医疗大数据具有数据增长速度快、保存周期长、粒度差异大、数据异构性强、时空标记复杂、特征维度高、隐私保护要求高等特点,医疗大数据还往往涉及电子病历、化验报告、医学影像、医院视频、医生文字诊断、个人陈述等多种类型的结构化、半结构化和非结构化数据。在进行医学大数据处理时，需要对各种数据进行清洗、处理、分析和挖掘，才能很好地利用医疗大数据中的价值。

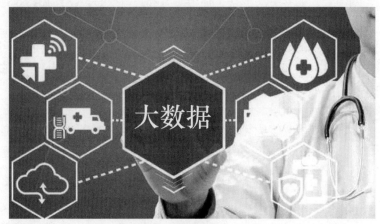

图 5.15　大数据技术示意图

医疗大数据分析的关键技术主要有以下几方面。

(1) 面向医疗电子病历的结构化信息抽取技术：该技术主要涉及医疗命名实体及其属性识别、医疗知识图谱构建和医疗知识图谱应用等。

(2) 面向医学影像的数据分析技术：该技术包括医学影像的去噪、增强、分割、配准、融合及三维重建等，利用医学图像的分析技术，通过基于深度学习的模式识别与图像分类技术，实现对医学图像的自动标注、病灶检测、分析和测量，为医生提供辅助诊疗信息，并根据图像的特征及标签为图像建立索引，实现医疗图像档案的检索。

(3) 面向医院监控视频的智能分析技术：该技术将智能视频监控系统应用于监护中心，可以自动识别医护人员和患者的日常行为，如行走、交谈、诊断、肢体冲突等，实现对病房的智能监控，并对异常行为实时预警。

(4) 医疗大数据的数据存储技术：该技术从数据驱动出发，在数据层面上实现多个不同数据源的数据集成，采用面向主题的数据组织，反映医疗数据的时空变化，支持医疗大数据的存储和检索。同时从平台层面出发，需要利用云技术和云存储技术，构建大数据的统一环境，满足海量数据的存储要求。

(5) 医疗大数据的隐私保护技术：该技术包括基于访问控制的技术、基于匿名化的技术和基于数据加密的技术等。近年来，基于隐私保护和隐私攻击模型的技术也在不断发展中，其中差分隐私保护已成为医疗信息发布时隐私保护的主流方法，思路是通过向查询或者分析结果中添加适当噪声来达到隐私保护的目的。

目前，医疗大数据技术的应用可以有以下两类。

第一类是服务于医疗机构的大数据应用。针对传统医疗机构中医疗服务的问题和弊端，利用互联网及大数据技术加以改善和提升，这些传统医疗机构包含了医院、保险企业、制药企业、医疗器械企业等所有的传统医疗关联单位，通过把其在医疗服务中产生的数据汇聚起来，进行清洗、加工、整理和分析，可以实现对传统医疗的优化，例如，优化患者到医院就诊的流程、优化医院信息管理、提升临床诊疗效果、加快新药研发速度和提高医疗器械的精度等。

可以通过大数据技术的实施，实现智能化的分级诊疗，优化就诊流程，提高医疗效率，实现精准服务，优化医疗资源配置，实现小病患者可以自行诊疗或导流到附近的定点医院、社区诊所及社区服务站进行快速医治，而重大疾病或突发疾病患者能够及时地获得大医院的优质医疗资源，实现医疗服务的整体水平提升。

第二类是服务于大众医疗健康的大数据应用。这类服务是对传统医疗的补充，针对传统医疗服务未覆盖到的市场需求，利用互联网技术和大数据技术加以补充，例如，提供诊前分诊、药品购买、就诊跟踪、依从性管理和个人健康管理服务等，特别是目前中国的人口健康状况不容乐观，亚健康人群占比已超过 70%，同时人口老龄化趋势明显，高血压、高血脂、糖尿病患者的人群均已经超过 1 亿人，逐步呈现出巨大的医疗健康市场，基于互联网技术和大数据技术的医疗健康服务将有着广阔的用武之地。

5.7　人工智能技术

"人工智能+医疗"利用机器学习技术，结合计算机软件技术，模仿人类大脑的智慧，在医疗健康领域，为医疗从业人员提供辅助诊疗技术，从而改善患者的治疗效果。人工智能基于大数据技术抽取医疗知识图谱，及时地从电子医疗记录中挖掘与临床相关的、实时的、有价值的信息，提供优质的临床和药物建议。人工智能技术还可以在患者交互和效果评估等方面提供新的手段，例如，可以利用先进的面部识别和运动捕捉算法来观察患者的状态，包括使用影像分析算法进行阿尔茨海默病和儿童自闭症治疗方案的制定与治疗效果的评估[23-25]。

伴随着国民经济的快速发展、民众生活水平的提升，以及人口老龄化的到来，人们对于高质量医疗健康服务的需要日益增长，但同时医疗资源特别是人力资源不足的矛盾也日益突出，人工智慧技术已成为解决医疗问题的突破口之一[25-31]。

目前，人工智能已被广泛地应用到医院管理、药物挖掘、临床决策、医学影像、健康管理、病理分析等多个领域。人工智慧医疗在过去几年取得了突破性进展，特别是医学影像人工智能的发展尤为迅速，并已被广泛地应用到脑部、心脏、肺部等多个器官的疾病辅助诊疗中。

事实上，人工智能自诞生起，就不断地应用到医疗健康领域，早在 1972 年，英国利兹大学尝试用人工智能的算法进行腹部疼痛的判断。2011 年，IBM 公司的人工智能认知系统 Watson 可以在 10min 内阅读和剖析 20 万份医学文献、论文和病理报告，协助医生提供专业的治疗建议。2015 年，谷歌的子公司 DeepMind 开发的系统通过光学相干断层扫描数据进行智能诊断，可以识别 50 种眼部疾病。2016 年，微软公司的人工智慧医疗项目 Hanover 采用机器学习和图像处理技术帮助放射医生了解肿瘤扩展过程，改进癌症治疗。2018 年，亚马逊公司的医疗健康团队，通过 Alexa 智能语音助手，可以提供新生儿和产妇照顾、糖尿病管理、居家自助养老等各种新型的医疗保健服务。

在国内，人工智能在医疗领域的发展速度十分迅猛，已经涌现了大量的人工智能公司。2016 年，百度公司推出"百度医疗大脑"，通过对海量的数据、专业文献的采集与分析，模拟医生问诊流程，可以根据用户症状，提出可能出现的问题，最终给出合理化的建议。2017 年，阿里巴巴公司基于阿里云推出了人工智能系统——ET 医疗大脑。ET 医疗大脑可在患者虚拟助理、医学影像、药效挖掘、新药研发、健康管理等领域承担医生助手的角色。例如，ET 医疗大脑可以辅助医生判断甲状腺结节点，通过计算机视觉技术，在甲状腺 B 超影像上标出结节点，并给出良性或者恶性的辅助诊断。2017 年，腾讯公司推出了腾讯觅影，通过人工智能技术和影像技术的结合，让癌症的早期筛查变得更加精准，目前已经能够支持肺癌、宫颈癌、糖尿病视网膜病变等筛查。2020 年新冠肺炎疫情期间，有多家人工智能的公司均推出了新冠肺炎胸片辅助阅片的系统，为疫情的防控提供了很好的辅助手段。

5.8　本 章 小 结

本章主要介绍了智慧医疗物联网的总体体系架构，包括互联感知层、应用支撑层和应用服务层的三层架构。互联感知层包括依托 5G 网络上的医疗专网和5G 医疗物联网，可以实现一体化感知。应用支撑层包括云服务支撑基座和医疗大数据平台，提供了一个统一的医疗服务支撑平台。应用服务层则依托医疗服务支撑平台，提供了五类面向医疗机构的医疗应用和统一的面向大众的医疗服务平台应用。本章还对智慧医疗物联网所涉及的各项关键技术进行了介绍，包括医疗传感技术、无线网络技术、云平台技术、移动医疗技术、大数据技术及人工智能技术等。

参 考 文 献

[1] 中国航天科工集团公司. 武汉智慧城市医疗卫生领域规划设计方案[R]. 2012.

[2] 许潇莹, 艾双春. 可穿戴设备在康复领域的应用现状及前景展望[J]. 世界最新医学信息文摘, 2018, 18(5): 27-28.

[3] 彭一. 基于复杂网络理论的无线传感器网络关键节点识别技术研究[D]. 重庆: 西南大学, 2015.

[4] Chhabra S, Singh D. Data fusion and data aggregation/summarization techniques in WSNs: A review[J]. International Journal of Computer Applications, 2015, 121(19): 21-30.

[5] Rajagopalan R, Varshney P K. Data-aggregation techniques in sensor networks: A survey[J]. IEEE Communications Surveys and Tutorials, 2006, 8(4): 48-63.

[6] 薛宁. 柔性可穿戴式压力传感设备及其医疗方向应用综述[J]. 海峡科技与产业, 2018(6): 29-34.

[7] 周文秀, 侯文博, 张海军. 光纤压力传感器在医疗领域的发展及应用[J]. 中国医疗器械杂志, 2018, 42(5): 354-356, 360.

[8] 李逸明, 李斌, 钱明理, 等. 无线传感器网络及其在医疗领域的应用[J]. 中国医疗器械杂志, 2013(5): 351-354.

[9] 周学思, 钟荣华, 王天辉. 柔性传感技术及其在健康医疗领域中的应用[J]. 军事医学, 2015(11): 876-880.

[10] 张健. 医疗监护系统中的无线传感器网络能耗研究[D]. 长沙: 湖南师范大学, 2013.

[11] 高椿明, 聂峰, 张萍, 等. 光纤声传感器综述[J]. 光电工程, 2018, 45(9): 112-121.

[12] 张宇锋, 张更路. 医疗物联网应用综述[J]. 物联网技术, 2019, 9(1): 91-94.

[13] 张琦, 穆远威. 医疗物联网文献综述[J]. 物联网技术, 2017, 7(12): 77-79.

[14] 吴瑞睿, 刘洁琳. 无线传感器网络综述[J]. 科技创新与应用, 2018(14): 65-66.

[15] 闫军玲, 李楠, 杜小加, 等. 穿戴式移动医疗技术在远程医疗中的应用研究进展综述[C]. 中华医院信息网络大会暨海峡两岸医院信息化论坛论文集, 兰州, 2013: 105-108.

[16] 曹庆潮, 殷锋, 袁平. 基于 WiFi 物理层信息的人体行为识别研究综述[J]. 现代计算机, 2018(36): 51-54.

[17] 马玲. 大数据与云计算在医疗界的影响[J]. 科学与财富, 2018(33): 240-241.

[18] 梁智星. 基于云计算的医疗大数据挖掘平台[J]. 探索科学, 2018(5): 3-4.

[19] 赵江. 云计算在医疗信息系统中的应用及思考[C]. 中华医院信息网络大会暨第五届中美医院信息化论坛论文集, 北京, 2012: 1-2.

[20] 方鹏. 云计算及其在医疗信息化管理中的应用[J]. 电子世界, 2018(7): 71.

[21] 何梦娜. 基于云计算的医疗信息化建设分析[J]. 信息与电脑, 2016(11): 20-21.

[22] 王丛. 云计算在医疗信息化管理中的应用分析[J]. 科技传播, 2016, 8(15): 98, 103.

[23] 孙一帆. 人工智能带来的医疗变革[J]. 中国新通信, 2019, 21(1): 210-211.

[24] 柳奕诚, 宋欣阳. 论医疗人工智能的未来: 医疗网络[J]. 中国中医药信息杂志, 2018, 25(11): 1-5.

[25] 刘一彤. 人工智能在医疗领域的应用[J]. 科技传播, 2019, 11(7): 145-147.

[26] 章瀚文. 人工智能在医疗中的应用[J]. 科技传播, 2018, 10(20): 112-113.

[27] 陶波, 陈敏. 中美医疗人工智能研究的比较分析[J]. 中国数字医学, 2018, 13(10): 35-38.

[28] 宋杨杨, 陈校云, 胡可慧, 等. 我国医疗人工智能的社会认知现状调查分析[J]. 中国数字医学, 2019, 14(3): 81-84.

[29] 胡可慧, 陈校云, 宋杨杨, 等. 我国省级行政区医疗人工智能相关政策分析[J]. 中国数字医学, 2019, 14(3): 77-80.

[30] 方莺霏. 浅谈人工智能在医疗行业中的应用[J]. 通讯世界, 2019, 26(1): 302-303.

[31] 张汇哲. 人工智能在医疗领域的发展与挑战探析[J]. 中国新通信, 2019, 21(4): 123-124.

第 6 章　智慧医疗场景下的 5G 核心技术

6.1　概　　述

近年来，5G 移动通信技术的标准化进程已接近尾声，5G 网络基站在世界范围内快速地铺设，新的应用、新的通信场景层出不穷。智慧医疗作为一个飞速发展的领域，是 5G 网络技术应用的重要方向。在 5G 服务驱动发展模式的推动下，医疗行业将进入发展的新时代，5G 网络的高吞吐量、大规模连接和低时延、高可靠性等特性解决了过去医疗场景中的发展桎梏，这是以往 4G 通信网络无法解决的，使性能在之前基础上有了大幅改善，满足了医疗相关服务对网络能力的需求。

智慧医疗场景对通信网络有着不同于日常通信场景的特殊需求。由于医疗特有的高风险性，其对信号的延迟、可靠性有着苛刻的要求。例如，在远程手术场景下，通过网络传输的患者图像、心率等医疗信息要求高保真与超低时延，这对传输信号的网络就有着极高的要求，而 5G 网络技术则填补了这个缺陷[1]。5G 网络技术利用其对超低时延、超高可靠服务的支持，满足了医疗数据的可靠传输，同时 5G 技术对大量设备及机器间通信的支持，使医疗物联网服务场景成为可能。

在智慧医疗领域，eMBB、uRLLC 和 mMTC 体现为医疗特有的场景类型，如 5G 医疗物联网、医疗增强移动宽带和 5G 医疗关键任务服务[2]。其中，不同的服务需求采用相应的 5G 核心技术为场景实现提供支持。

5G 医疗物联网可以帮助人们保持健康生活,医疗领域的物联网可视为一个生态系统，该生态系统将涵盖数十亿个低功耗、低比特率、智能互联的医疗和健康监控设备、临床可穿戴设备及远程医疗健康传感器。基于 5G 网络的 NB-IoT 和机器间通信(machine to machine，M2M)技术，医生可以通过这些设备来采集和接收患者的医疗电子数据，如生命体征、体育锻炼水平，甚至处方药的实时服用情况。医护人员在智能算法的协助下，对实时接收的数据进行分析，从而使他们能够有效地管理或调整治疗方法。此外，这些数据还支持预测分析，利用人工智能技术，使医生可以更快地检测出正在出现的健康状况，从而提高诊断的准确性，防止疾病的发生和发展。患者的众多 IoMT 设备和传感器借助 5G 机器间 M2M 技术的应用可以帮助医生了解患者的健康状况，从而为患者制定个性化的健康治疗计划。随着患者监护可穿戴设备市场的增长，IoMT 领域将飞速发展，出货量将从 2019 年的 800 万件增长到 2021 年的 3300 万件[3]，到 2025 年全球医疗保健物联网的收入预计将超过 270 亿美元[4]。随着患者需求的持续增长，医疗传感器也在不断改进，工作繁忙的人群，也可以方便地利用 IoMT 设备来帮助他们监控饮食和健身状况，从而使他们过上更健康的生活，低功耗、智能互联的 IoMT 设备将在未来走入千家万户。

5G 医疗增强移动宽带场景可以方便就医，基于 5G 网络的远程医疗服务将大大节省患者就医时所花费的时间和精力。根据预期，未来 5G 网络的数据传输速率和连接性将大大提高，这将使医生能够快速准确地收集大量的医疗数据，在人工智能算法和大数据技术的帮助下，同时研究和分析众多患者的医疗数据，并为患者提供个性化治疗，这一场景对医生与患者、医生与知识数据库、医生与大数据中心之间的数据传输速率等性能要求很高，5G 的毫米波技术通过增加带宽可以满足这一需求。5G 医疗增强移动宽带场景还可以支持个性化医疗保健应用和沉浸式就医体验，支持 VR 和实时高清视频的应用。远端的医生将使用这些工具，通过三维、高清视频流呈现患者的实时图像，包括医学检查影像，对患者进行远程虚拟监护和治疗，该服务可以消除偏远农村地区患者的就医时间和距离障碍，从而在难以获得医疗专业知识的地方提供更好的医疗护理和服务，这种远程医疗服务需要很高的传输带宽，特别是对偏远、人烟稀少地方的网络质量提出了更高的要求，5G 相关的网络技术如大规模 MIMO、毫米波等技术使得这种服务可以很好地实现。除此之外，医疗增强移动宽带场景不仅仅应用在治疗，还可以包含医学培训场景。高通公司开发的医学 VR 设备应用于对医学生进行脑卒中疾病相关的生理学和诊断方面的培训，并可以通过 VR 方式进行脑卒中疾病相关知识的考核。通过利用 5G 网络，将来可以开发类似的医学培训工具，甚至可以应用在手术准备和手术导航中。

5G 医疗关键任务服务可以拯救患者生命。5G 技术将支持医疗设备和医疗通信网络在传输时保证医疗关键任务消息传输的优先级，维持其可靠性，并尽可能地降低时延，从而使医生能够实现远程医疗诊断与治疗。5G 无线网络的统一空中接口技术旨在提供深度的冗余覆盖范围和高水平的系统可用性，从而可以跨越多个网络节点连接医疗传感器，确保医疗紧急情况下的关键传输可以优先于其他传输，并保证了医疗信号传输的可靠性。例如，一名心脏病发作的患者所佩戴的 5G 医疗传感器发出了求救信息，向附近的医院快速发送求救信号和患者的生命体征，在这种情况下，数据传输失败的后果无法接受，传输时延也会带来巨大风险，5G 医疗网络可以有效地确保紧急通信，从而确保医疗人员对治疗的快速反应。同时，5G 生态系统还提供了强大的安全解决方案，可以无缝且安全地共享生理参数和生物识别数据，以确保患者敏感数据免受泄露。

国内智慧医疗领域已开始广泛地使用 5G 网络技术，来满足不同场景的通信需求，大量新的智慧医疗场景得到实现，并展现出很高的性能，如远程医疗、基于可穿戴设备的健康管理等。2018 年 12 月 18 日，301 医院利用 5G 网络，远程无线操控手术机器人系统，完成 50km 外的猪肝小叶切除手术。同样地，基于医疗设备管理的数字智慧医院系统也开始利用 5G 技术做支持，可以快速定位医疗设备，提高应用效率，并取得了显著的效果，随着 5G 技术在医疗领域的不断深入融合，智慧医疗将会有着更加光明的发展前景。

本章介绍应用在智慧医疗场景中的 5G 网络核心技术，主要包括海量接入技术和高速数据传输技术。其中，海量接入技术使得 5G 网络能满足大量无线设备同时接入网络，又分为 NB-IoT 技术和 M2M 技术。高速数据传输技术则将介绍毫米波技术、大规模 MIMO 技术。本章通过对不同技术的技术原理、实现思路、技术特点、应用需求的分析，介绍 5G 网络实现智慧医疗场景低时延、高可靠性、高传输速率等性能要求的基本原理，与其他网络技术在医疗方面的应用进行比较。本章介绍 5G 网络技术在医疗场景的具体应用、5G 网络技术在智慧医疗的预期效果。

6.2　海量接入技术

6.2.1　技术简介

医疗物联网是 5G 海量接入技术在医疗领域的重要应用，欧洲物联网研究项目组于 2009 年发布了《物联网战略研究路线图》，并最早提出了医疗物联网的发展和规划蓝图，2012 年，我国工业和信息化部发布了《物联网"十二五"发展规划》，标志着我国也正式开始探索和实现将 5G 技术与智慧医疗相结合的技术发展路线。在医疗物联网中，NB-IoT 和 M2M 是两项重要的技术。

1. NB-IoT

NB-IoT 可直接部署于 GSM 网络、UMTS 网、LTE 网络、4G 网络和 5G 网络，5G NB-IoT 可以支持大量的低吞吐率、低成本设备的连接，其低功耗、低成本、广覆盖、海量连接的特点也使得数据的传输过程更加清晰透明，从而提高了数据传输的可靠性。NB-IoT 的带宽为 180kHz，可以灵活部署于任何带宽超过 180kHz 的空闲频带中，NB-IoT 主要应用于对时延要求不敏感且每次只上报极少数据量的应用，即小速率、小数据量的各种物联网应用[5]。

NB-IoT 引入了 eDRX 和 PSM，这两种模式均可以让终端在绝大部分时间里处于极低功耗的待机或停机状态，从而使设备电池达到 5～10 年的使用寿命；

NB-IoT 通过裁剪不必要的功能，简化接入协议，采用单片系统芯片(system on a chip，SOC)内置功放的新型功放(power amplifier，PA)模块等技术极大地降低了 NB-IoT 终端的成本，预期单个模块不超过 5 美元，使其具备了低成本的特点；NB-IoT 在相同频段下可以通过重传和低阶调制等方式，与现有网络相比，可以提升 20dB 的增益，因此，在地下室、地下车库、大型建筑物内部等信号难以到达的地方也能够实现较好的覆盖，相比传统的移动网络技术具有广覆盖的特点，扩展了应用场景；NB-IoT 通过在基站侧设计的独立准入拥塞机制，采用优化用户上下文信息存储和数据缓存等技术，能够实现一个扇区支持 10 万级别的用户接入[6]，具备了海量接入的能力和特点。

NB-IoT 在技术上弥补了前一代网络在时延、覆盖范围、连接容量上的短板，对远程医疗等智能应用有强适用性，将以一种全新的面貌，影响和促进 5G 智慧医疗的发展。借助于 NB-IoT 的低时延、大容量、低功耗和高效率服务，以及医疗装备的小型化、精准化发展，远程会诊、生理参数采集和数据传输在 5G 智慧医疗中将成为可能。例如，在远程医疗会诊系统中，医生可以通过 WiFi、NB-IoT 等对患者进行实时医疗数据的分析、诊疗；在远程移动监护中，医疗器械采集到患者的生理参数后，可以使用 5G NB-IoT 技术[7]，实现与 5G 网络的随时在线连接，借助医疗大数据平台的智能服务，提供随身医疗服务。

2. M2M

在 M2M 技术中，机器和机器之间的通信不再需要网关或其他基础设施的介入，M2M 技术所提供的服务通常是自动化的决策和通信的过程，可以作为一个新的工作模式，在新型医疗物联网的架构中，实现机器和服务之间信息的自动交换传递[8]，M2M 技术在医疗领域开辟了新的可能性，提供了新的远程医疗的实现方案。通过使用异构通信网络，M2M 技术允许智能设备之间的互连。典型 M2M 技术的体系结构分为三个部分：设备域，包含 M2M 设备；网络域，用于处理 M2M 设备与后端服务器之间的消息传输；应用程序域，对接收到的数据进行处理[9]。M2M 技术支持的医疗服务包括医疗器械的管理、医疗耗材指标的智能测量等。

目前，M2M 技术在 5G 智慧医疗场景的应用主要分为数字医院建设和基于可穿戴设备的健康管理。在数字医院建设方面，M2M 技术允许医疗器械传感器和后端服务器之间进行双向通信，对传感器数据进行自动化处理，实现患者护理、医疗器械的智能化管理；在可穿戴设备方面，可以利用可穿戴设备将收集的患者生理参数传输到网关，帮助医生或诊断机构对患者进行病理诊断或健康状况监测。

6.2.2　主要特点

NB-IoT 在授权频谱上通过基站的移动通信服务将传感器设备连接入广域网，在我国得到了运营商的广泛推行，5G 技术应用确保了 NB-IoT 业务的网络时延可以小于 10ms，因此，基于 NB-IoT 的远程医疗机器人等对网络稳定性、传输速率、反应时间要求高的应用会迎来新的发展。

基于 M2M 技术的无线医疗应用可以帮助医院从以医院内部管理系统为主，向以患者为中心的临床信息系统方向发展。M2M 技术在智慧医疗领域的应用则较为广泛，包括患者条形码身份管理、移动医生工作站、患者体征录入、移动药物管理、移动检验标本管理、移动病案管理数据保存及调用、新生儿防盗、护理流程、临床路径管理等[10]。

基于海量接入技术的医疗物联网在数字医院建设和基于可穿戴设备的健康管理中的应用已经取得了很大进展，能够实现全程实时的智能化监测。如何通过医疗物联网提高医院效益，通过基于可穿戴设备的健康管理改善人们的健康水平，是未来医疗物联网研究的重点。

6.2.3　典型医疗应用场景

NB-IoT 具有低时延、大容量、低功耗和高效率服务等特点，因此在远程医疗系统和智慧医疗系统方面具有广阔的应用前景。例如，针对糖尿病医疗领域中患者血糖管理的问题，一种基于 NB-IoT 的血糖监测系统可以利用 NB-IoT 和物联网云平台等技术，实现对患者血糖信息的采集、分析和处理；一种基于 NB-IoT 的电子病历(electronic medical record，EMR)集成了 GPS 定位器、心率采集器、温度传感器和电子标签，能够采集没有住院的患者的位置、心率、体温等，在特定时间段传输到医院物联网平台中，供医生查看和分析；一套由医学传感器采集模块、数据存储模块和无线数据传输模块组成的个人普适健康服务系统[11,12]，借助 NB-IoT 技术可以定时上传生理数据、定位数据至医疗物联网平台，进一步实现了行为感知、能量消耗估计、跌倒检测及报警、轨迹异常提醒、生理指标监控、健康生活建议等功能；一种基于 NB-IoT 的智能服药干预系统[13]，可以通过智能识别算法监测用户服药行为，并上报到医生处，进行依从性管理和治疗效果评估[14]。

在数字医院建设方面，M2M 技术为护理管理、后勤管理和固定资产管理提供了便捷的条件。以护理管理为例，基于 M2M 技术的移动护士站是海量接入技术的典型应用，主要用于生命体征采集、信息录入、身份识别、护理流程智能控制，例如，针对儿童患者的护理问题，文献[15]采用掌上电脑(personal digital assistant，PDA)系统，医院护士携带录入了儿童患者信息的 PDA 系统，可以提高儿童患者护理的便捷性，同时 PDA 系统可以自动提醒护士拔针、换药、呼叫，并把服务的过程传送到智慧医疗数据平台中作为全流程的记录，为未来的服务质量评估和大数据优化提供基础。医生配备的 PDA 系统则储存了儿童患者的所有信息，包括会诊单、手术安排、医嘱单、体温记录、缴费记录等，医生查房时，只需单击 PDA 系统屏幕，就能在病床边调阅所需信息，并根据儿童患者的病情变化下达新的医嘱，并随时与智慧医疗的数据平台进行同步更新。在后勤管理和固定资产管理方面，海量接入技术通过为设备贴上图形码标签或 RFID 标签确定每台设备的身份，通过传感器记录物品和设备的使用状态，从而实现对固定资产的便捷管理，例如，文献[16]针对医用气体供应的管理问题，在海量接入技术的基础上运用传感器技术，可以远程监测封闭容器内医用气体的温度、压力、质量及气体供应的瞬时流量等重要物理参数的实时指标，并依据上述指标对医用气体的储备量和供应情况进行自动分析，给出气体供应状况的警示，指导气体钢瓶的更换与液化气体的填充，同时监督、记录气体钢瓶的更换时间与老化程度，结合气体供应相关的月、季、年的财务参考数据，为医院的固定资产提供便捷的管理方法。

可穿戴设备被视为未来实现智能生活与智能健康的解决方案，现在已有包括手环、手表、腕带、胸带、眼镜、头带、鞋、项链、衣服等多种产品，其目标在于使用户获得自身的健康信息，促进健康水平的提高，同时关注用户体征信息，对其进行保健指导和医疗建议。例如，文献[17]针对老年人活动的特点，考虑其感觉系统和平衡能力减退的特点，开发了一套摔倒检测监护系统，此系统结合可穿戴设备提供的用户生理参数，可以利用 WiFi 技术实现定位的功能，通过内置的加速度传感器获取行为数据，结合智能算法对老年人活动行为进行监测，对老年人的跌倒进行检测和报警。

6.3 高速数据传输技术

6.3.1 技术简介

如今，移动用户的日常生活工作中出现了越来越多的需要大数据传输的应用场景。预计在未来 20 年内，无线数据流量将激增 10000 倍。为了解决这一令人难以置信的增长，最有效的解决方案之一就是将数据传输转移到尚未有效开发使用的无线电频谱中。为此，毫米波通信等技术在 5G 的研究受到相当大的关注。下面我们将对毫米波技术和大规模 MIMO 技术分别进行阐述。

1. 毫米波技术

毫米波指的是波长为 1～10mm，频率为 30～300GHz 的电磁波，其作为新兴的前沿技术受到了学术界及工业界的广泛研究[18,19]。广大研究者对毫米波技术的探索研究主要包括两个原因。一是目前广泛使用的 sub 6G 频段出现了频谱资源严重匮乏的情况，各类电子设备之间的干扰严重，而毫米波频段却未得到有效的利用。二是毫米波频段具有远超 sub 6G 频段的广阔频段，因此可以提供更大的信号带宽，可以有效地提升通信链路的数据容量。毫米波技术的特点可以满足各种需要高通信速率的新兴应用，如 AR、VR 等[20]。

虽然毫米波具有提供高通信速率的能力，但处于高频段，导致其路径损耗严重。根据弗里斯传输方程[21]，可以看出，毫米波传输的路径损耗比 sub 6G 频段电磁波传输的路径损耗更为严重。电磁波在大气中的衰减如图 6.1 所示[22]。

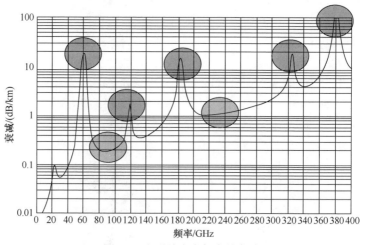

图 6.1　电磁波在大气中的衰减

为了解决毫米波传输距离的限制，可引入大规模 MIMO 技术。一方面，对于毫米波而言，其波长在毫米级别，因此不同于 sub 6G 频段通信，毫米波通信可以在相同物理空间中布置更多的天线，形成大规模天线阵列。另一方面，利用大规模 MIMO 技术可以在空间中形成极窄的波束精确地指向移动终端，使得发射信号能量集中在移动终端的方向，从而可使在该方向的传播距离得到极大的提升。

2. 大规模 MIMO 技术

大规模 MIMO 技术是一种多用户 MIMO 技术，通过在基站部署大量发射天线，同时服务多个移动终端。大规模 MIMO 指的是在基站部署 32 根或者更多的发射天线，利用其大量天线所产生的多余自由度(degree of freedom, DoF)，大规模 MIMO 可以利用新增的空间资源来提高频谱效率，并且借助波束成形将能量导向到目标用户来抑制干扰。大规模 MIMO 的设计准则是所有服务移动终端的信号强度在发射功率的约束下是最优的，同时来自其他终端的干扰是最小化的。对于下行的场景，通常在发射段进行预处理，调整信号的幅度和相位，以达到设计准则的要求，这一处理过程通常也称作波束成形。在大规模 MIMO 系统中，根据处理的系统架构，波束成形可分为数字波束成形和混合波束成形两种系统架构[23-25]。

1) 数字波束成形

数字波束成形通常也称为预编码，信号在基带进行幅度相位的调整，然后经过射频发射链路，通过天线发射出去，数字波束成形系统架构如图 6.2 所示。使用数字波束成形可以任意调整信号的幅度相位，因此可以达到理论的最优传输速率。但是数字波束成形需要在每根发射天线前配置一套射频链路，其中包括了放大器、混频器、滤波器等器件。大量射频链路的引入增加了系统的硬件消耗，同时也面临着功耗巨大的问题。面对数字波束成形硬件开支和能量消耗的问题，减少发射端的射频链路成为一种有效的解决方案，混合波束成形是减少发射端射频链路数量的一种波束成形架构。

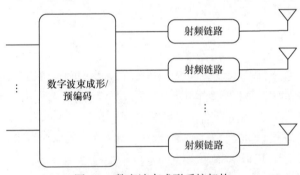

图 6.2　数字波束成形系统架构

2) 混合波束成形

混合波束成形的核心思想是将信号处理分为低维的数字域波束成形和高维的模拟域波束成形，以满足多用户多数据流通信，目的是在最小干扰的情况下最大化总速率。在数字波束成形的射频链路中，功耗主要归因于混合信号分量，其中包括模数转换器(analog to digital converter, ADC)和数模转换器(digital to analog converter, DAC)，较高的功耗问题在毫米波通信中尤为严重。为了解决这一问题，研究者提出了混合波束成形系统架构。混合波束成形系统架构由有限数量的射频链路组成，射频链路的数量下限为传输的数据流数量。数据流经过数字基带处理后通过这些射频链路转变为模拟信号，然后进行模拟处理，以实现天线波束成形增益。由于模拟处理过程仅由多个移相器构成，因此系统的硬件开支和功率消耗都得到了极大的减小，有利于在实际系统中部署。混合波束成形系统架构如图 6.3 所示，多个用户的数据流首先进行数字波束成形/预编码，然后通过专用的射频链路馈送到模拟波束成形模块。

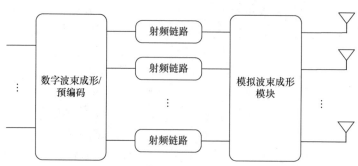

图 6.3　混合波束成形系统架构

混合波束成形系统架构利用了模拟波束成形和数字波束成形的优势，可以提供接近最佳频谱效率的解决方案，其频谱效率接近于数字波束成形所提供的频谱效率。鉴于其降低的硬件成本和功耗，具有模拟移相器的混合波束成形系统架构已成为下一代毫米波大规模 MIMO 系统的发展方向。

6.3.2　主要特点

结合上面对毫米波技术及大规模 MIMO 技术的阐述，可以发现毫米波大规模 MIMO 技术同时利用了毫米波具有大信号带宽的特性及大规模 MIMO 高波束成形增益的特性，可有效地提升通信链路的容量，因此这两项技术的结合适用于高速率传输的应用场景。同时，毫米波技术结合大规模 MIMO 技术可提供远超 GPS 和 LTE 的定位精度，可以实现厘米级的定位精度[26]。一方面，由于毫米波高信号带宽的特性，可在频域上更精确地观测出因多径造成的频率选择性衰落，提升了接收机对时域的多径信号的分辨率。这一特性可有效地提高基于时间、频差及接收信号强度(received signal strength，RSS)等定位技术的精度。另一方面，毫米波技术结合大规模 MIMO 技术可形成方向性极强的窄波束，这一特性可使接收机的角度分辨率大大提高，提升了基于角度测量的定位精度。

到目前为止，在学术界和工业界的毫米波大规模 MIMO 原型的研究已完成了演示和现场测试，已开始进行整体系统部署和性能评估，随之而来的新应用、标准化和业务模型也在继续推进。对毫米波大规模 MIMO 技术的研究将继续推进，尽管有许多挑战需要解决，但是毫米波大规模 MIMO 技术在实现

5G 蜂窝网络的 1000 倍容量需求方面显示出惊人的前景和潜力。毫无疑问，该技术将为下一代移动网络带来新的模式，并在蜂窝服务和应用领域开拓新的领域。

6.3.3　典型医疗应用场景

大规模 MIMO 技术可应用于院前急救场景，为其提供高速率的数据传输服务及高精度定位服务。院前急救是在院外对危重症患者的急救，一般是指通过具有通信器材、运输工具和医疗基本要素的专业急救机构，在患者到达医院前所实施的现场抢救和途中监护的医疗活动[27]。对于现场抢救而言，可将医疗器械检测到的伤员生命特征相关信息，以及实时的图像视频信息通过毫米波通信上传至移动网络中，最终传输到医院系统。医护人员通过对上传的大量数据，进行相应的分析处理，反馈给现场急救人员最佳的急救建议。对于伤员运输而言，一方面可利用车载的医疗器械为远程医护人员实时提供检测信息，为到院后的进一步治疗提供数据指导。另一方面，通过毫米波技术与大规模 MIMO 技术实现对车辆的精准定位，为急救车辆提供最佳的线路规划，有效地减少运送时间。

另一个典型医疗应用场景是远程医疗。由于医疗资源分配存在明显的地区聚集效应，对于医疗资源匮乏的地区，可通过远程医疗的方式促进医疗资源的重分配[28]。借助毫米波大规模 MIMO 技术提供的大数据传输，远程医疗具有广阔的前景。医学影像通常是非常大的文件，如在肿瘤学临床医学和癌扩散方面中常使用到的正电子发射断层扫描(positron emission tomography，PET)仪会生成非常大的文件，每次扫描每位患者最多可获得 1GB 的信息。当网络带宽不足时，传输文件可能会花费很长时间或无法成功发送，这意味着患者需要等待更长的时间。利用毫米波大规模 MIMO 技术可以帮助快速而可靠地传输医学影像的巨大数据文件，从而可以改善就医机会和医疗质量。同时，借助毫米波大规模 MIMO 技术可提供实时的视频传输，这意味着远程手术成为可能。

6.4　本 章 小 结

5G 网络技术在智慧医疗相关应用中扮演着重要角色，这些核心技术支持着智慧医疗场景的实现，并提高相应场景的网络传输性能，推动着智慧医疗领域的不断进步。本章介绍了智慧医疗场景下的 5G 核心技术，主要讲解具有代表性的海量接入技术和高速数据传输技术。针对每一类性能要求：海量接入或高速数据传输，本章首先具体介绍了所涉及的每一种技术原理，如何在时延、传输速率、接入量等性能上产生提升。其次，介绍了这些技术的实现思路，阐释性能要求的实现过程、技术在通信网络中的体现和多种技术的融合。最后，本章介绍了这些技术在医疗领域的应用场景。通过对医疗应用场景的分析，研究其对网络性能、状态的需求，5G 网络技术相比之前的技术更能满足这一需求，从而实现对医疗应用场景的技术支持。

智慧医疗的应用场景使用 5G 网络技术做支撑，从而达到了以往医疗通信网络难以企及的高可靠性、高速传输、海量接入等性能特征，实现了如远程医疗、数字智慧医院、院前急救和基于可穿戴设备健康管理等多种应用场景。一方面，基于 5G 技术，越来越多的医疗应用场景会得到实现或者提升性能，促使智慧医疗得到不断改善和进步，医疗应用场景中 5G 技术将得到充分的使用；另一方面，智慧医疗作为一个未来发展的重要领域，其对医疗应用场景、网络要求的需求同样也影响着网络技术的研究方向，智慧医疗应用及相关技术在这一过程中会不断地更新发展。

参 考 文 献

[1] 卢清君. 5G 确定性网络 "筑基" 加速智慧医疗蓬勃发展[J]. 通信世界, 2020(17): 26-27.

[2] Teece D J. 5G mobile: Impact on the health care sector[R]. Haas School of Business, 2017: 1-17.

[3] ABI research, 5G markets research service[EB/OL]. [2020-04-20]. https://www.abiresearch. com/market-research/service/5g-markets.

[4] Strategy analytics[EB/OL]. [2020-04-20]. https://news.strategyanalytics.com/home/default. aspx.

[5] 张永强, 高尚, 石莹, 等. NB-IoT 技术特性及应用[J]. 计算机技术与发展, 2020, 30(7): 51-55.

[6] 邓燕楠. 基于 NB-IoT 的血糖监测系统[J]. 电子世界, 2019(17): 184-185.

[7] 薛俊伟, 杨若培. NB-IoT 在远程医疗中的应用[J]. 通信电源技术, 2017, 34(4): 174-176.

[8] 温荣丽. 物联网工程中 M2M 技术研究[J]. 电子制作, 2019(20): 66-67.

[9] de Mattos W D, Gondim P R L. M-health solutions using 5G networks and M2M communications[J]. It Professional, 2016, 18(3): 24-29.

[10] 郑晓蕊, 崔炜. 物联网在医疗行业中的应用[J]. 河北联合大学学报(医学版), 2013, 15(4): 558-559.

[11] 刘航, 王倩倩. 基于 NB-IoT 的电子病历系统构架设计[J]. 电子世界, 2018(23): 201.

[12] 张铭坤, 彭萍萍, 屠雍, 等. 基于 NB-IoT 的个人普适健康服务系统[J]. 电子元器件与信息技术, 2019, 3(8): 71-75.

[13] 李国晓, 徐渠, 魏明吉, 等. 基于 NB-IoT 网络的智能服药干预系统设计与实现[J]. 淮海工学院学报(自然科学版), 2019, 28(4): 10-15.

[14] 张宇锋, 张更路. 医疗物联网应用综述[J]. 物联网技术, 2019, 9(1): 91-94.

[15] 陈璇. 物联网技术在儿童医院的应用[J]. 物联网技术, 2017, 7(8): 63-64.

[16] 王伟, 王进, 刘易. 基于物联网技术的医用气体供应监视系统[J]. 物联网技术, 2016, 6(7): 18-23, 25.

[17] 沈雪微, 毛文涛. 基于极限学习机的老人防摔倒系统设计[J]. 物联网技术, 2015, 5(5): 55-58.

[18] Rangan S, Rappaport T S, Erkip E. Millimeter-wave cellular wireless networks: Potentials and challenges[J]. Proceedings of the IEEE, 2014, 102(2): 366-385.

[19] Heath R W, González-Prelcic N, Rangan S, et al. An overview of signal processing techniques for millimeter wave MIMO systems[J]. IEEE Journal of Selected Topics in Signal Processing, 2016, 10(3): 436-453.

[20] Pyattaev A, Johnsson K, Andreev S, et al. Communication challenges in high-density deployments of wearable wireless devices[J]. IEEE Wireless Communications, 2015, 22(1): 12-18.

[21] Friis H T. A note on a simple transmission formula[J]. Proceedings of the IRE, 1946, 34(5): 254-256.

[22] Rappaport T S, Murdock J N, Gutierrez F. State of the art in 60 GHz integrated circuits and systems for wireless communications[J]. Proceedings of the IEEE, 2011, 99(8): 1390-1436.

[23] Han S, Xu C I Z, Rowell C. Large-scale antenna systems with hybrid analog and digital beamforming for millimeter wave 5G[J]. IEEE Communications Magazine, 2015, 53(1): 186-194.

[24] Roh W. Millimeter-wave beamforming as an enabling technology for 5G cellular communications: Theoretical feasibility and prototype results[J]. IEEE Communications Magazine, 2014, 52(2): 106-113.

[25] Kutty S, Sen D. Beamforming for millimeter wave communications: An inclusive survey[J]. IEEE Communications Surveys and Tutorials, 2016, 18(2): 949-973.

[26] 张平, 陈昊. 面向 5G 的定位技术研究综述[J]. 北京邮电大学学报, 2018, 41(5): 1-12.

[27] 苏菊花. 谈院前急救的重要性[J]. 医药论坛杂志, 2003, 24(9): 67-68.

[28] 雷沾. 远程医疗如何促进区域医疗信息化建设的思考[J]. 中国新通信, 2020, 22(14): 226.

第7章 智慧医疗的典型应用(Ⅰ)

7.1 概　　述

5G 的高带宽、大连接和低时延的特点，不仅使得智能设备的连接更加方便，其中云、边、端相结合也提供了各种新型的应用模式，特别是为智慧医疗的各种应用提供了高性能的基础设施，在医疗应用和健康领域有了新的创新应用，本章和第 8 章对智慧医疗在慢性病管理、智慧养老、移动智能诊断、突发救治、智慧医院、精准医疗和医疗教育等场景的关键技术和应用进行介绍，为未来 5G 和智慧医疗的创新实践提供参考。

7.2 慢性病管理应用

7.2.1 应用背景

随着互联网、医院信息系统、实验室信息管理系统、医学影像存档与通信系统、用药信息系统等的快速普及和完善，现在的医疗数据增长比以往任何一个时期都要快，数据的规模越来越大，类型越来越多样化、复杂化，形成了目前的医疗大数据。美国及欧盟在临床、支付与定价、研究与开发、公共健康等领域中已经涌现出多种大数据技术,能够利用医疗部门中已有或可能获得的海量电子信息，提高医疗系统的效率和效果，如费用削减、更高的效率、更好的治疗效果，以及生产力的提高。

尽管我国存在全球最大规模的心血管数据资源，但是，在临床诊疗过程中，数据的采集和管理相当一部分还是依赖手工处理，数据格式不标准，数据很难整合，无法对临床诊治和临床科研形成强有力的数据支撑；临床医院缺乏数据挖掘的专业人才和方法论，导致临床科研效率低，临床科研成果难有创造性；由于没有建成规范的心血管病大数据服务共享平台，各心血管医疗机构之间的数据共享和科研协作并未充分发挥，从而制约了我国心血管病的临床诊治和临床科研的发展。

目前我国 60 岁以上的老年人口达到了 1.45 亿人，其中 67%居住在农村，城市中有 1/3～1/2 的老年人处于独立生活状态，当这些老年人发生意外时，如果及时救治可以大大改善其生活质量，但面向数据挖掘的新型诊断模型建立后，由此发展出的移动辅助诊疗和智能预警技术可以有效地服务于医疗资源落后的偏远地区，以及社区居家养老人群的健康监测，这种新型的移动数字医疗系统的应用对于未来我国即将进入的老年化社会具有极大的现实意义。

7.2.2　国内外现状

数据库技术的发展解决了海量的医学数据的存储和数据检索的效率问题，但无法改变数据爆炸但知识匮乏的现象。如何充分地利用这些宝贵的医学信息资源来为疾病的诊断和治疗提供科学的决策，促进医学研究，已成为医疗界和信息技术领域共同关注的焦点。数据挖掘技术是从大量数据中提取出可信的、新颖的、有效的知识或模式的过程。数据挖掘技术涉及数据库、人工智能、机器学习、统计学、模式识别、可视化技术、并行计算等众多领域的知识。将数据挖掘技术应用到医疗大数据中，可以发现其中数据中隐藏的疾病形成规律、医学诊断规则和评估模式，从而辅助临床医生进行疾病诊断、治疗和预后评估，并辅助医疗工作者开展疾病预防和康复管理。

美国投入了大量的科研经费进行医疗大数据的平台建设和数据挖掘研究。例如，美国政府支持建设的患者报告结果测量信息系统是一个针对患者的住院报告进行健康状况评估的工具系统。该系统的核心资源是评估中心的大数据平台，研究人员通过该大数据平台收集、存储和分析患者的健康状况，从而挖掘出有用的医学知识，为患者健康状况提供评估工具。

我国庞大的心血管病患者人群使中国成为世界上拥有规模最大的心血管临床数据资源的国家，但是，我国科研数据库建设标准不统一，信息孤岛现象严重，存在数据交换困难等问题。心血管病的影像学诊断包括心血管造影、心血管超声、冠脉 CT、心血管核磁成像和心血管核素显像，是心血管病诊断、治疗和随访的重要环节，欧美国家的部分大学附属医院和心脏中心，已经将上述 5 大心脏影像技术整合为一个心脏病学亚专业，即心脏影像(cardiac imaging)或心血管影像(cardiovascular imaging)。对心血管影像数据进行收集、挖掘和分析，同时结合其他收集到的相关数据和信息，既可以对个人健康信息管理系统提供风险评估和预警报告，也能够为临床决策支持系统提供有效的数据和信息，同时也对国家整体心血管病(高血压和冠心病)相关卫生政策的制定和决策提供数据支持。

心血管影像设备制造商生产的产品，由于品牌不同，成像的原理不同使数据存储文档的格式存在差异，使得心血管影像学诊断数据的采集、集成和整合成为制约心血管病大数据采集的瓶颈，健康数据的异质性目前已成为全球心血管病大数据采集、集成和整合的难点。

目前医院诊疗和健康预警中采用的基本方法是面向知识的方法，即基于指标特征的参数测量和利用指标参数结合医学知识的规则推理方法，这种方法在较大程度上取决于所选特征对于病症的稳定性、指标测量方法的精确度及接诊医生的个人经验积累，然而，在心血管病这类复杂疾病的临床应用中，这三点均存在一定程度的不确定性，往往会造成诊断过程的偏差，如何解决上述问题对于提高疾病诊断、治疗效果和预后评估的准确率是十分关键的，采用面向数据的新型诊疗技术，不仅仅停留在建立患者症状与疾病的简单联系，而是在挖掘历史病历大数据和患者现有症状的基础上，建立疾病与大量数据的内在联系，同时也可克服参数测量误差及基于少数参数进行诊断带来的问题，因此有望大大降低医疗的错误率，提高患者的医疗服务质量，同时也可解决我国的医疗资源存在严重的不平衡造成的人员水平差距所带来的诊断差异。

7.2.3 总体设计

基于移动互联网技术，实现面向社区医疗和个人健康管理的移动数字心血管数据采集和预警平台系统，完成患者和个人健康人群的心电等心血管病相关监测数据的实时采集，以及超声、CT 等生理数据和病历资料的获取，通过大数据平台的移动数据网关接口，根据服务质量(quality of service，QoS)/用户体验质量(quality of experience，QoE)的要求实现数据安全可靠传输，实现大数据平台的远程数据采集功能，同时在大数据平台中的流数据处理引擎的支撑下，综合利用数据挖掘的成果和规则，采用云端和终端混合计算的模型，实现对院内患者、社区医疗和个人健康人群的智能辅助诊断和智能风险预警提示，为院内患者、社区医疗和个人健康管理与预警应用提供示范。

本书搭建一个心血管大数据应用研究平台，如图 7.1 所示，包括支持数据存储和云计算的大数据服务器，支持心血管病的移动数字医疗应用库，支持数据采集和医疗应用访问的移动数据网关，支持数据的移动预警和辅助诊断引擎等四大部分。医生在平台上通过网页前端输入患者 ID 号，调用数据接口完成预处理和标准化后，从大数据服务器获取用户的医疗信息数据，提交到风险分层评估应用引擎，最终可以得到该患者的高、中、低三级危险分层结果。

7.2.4 关键技术

1. 基于心血管数据的风险分层评估模型研究

本章综合各种数据，通过数据挖掘的手段对医疗数据进行分析，生成分类规则，通过与诊断数据、化验数据比对，完成辅助诊疗和预警分析，最后提出一个心血管病分层评估模型。

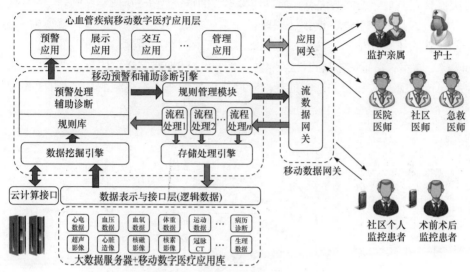

图 7.1　心血管大数据应用研究平台

首先，心电数据的预处理是进行数据挖掘与危险预警的前提保证，系统提取患者基本信息、检查信息、检验信息及心电图诊断信息，通过医生评分、属性抽取、数据处理(包括字符串处理、填补缺失值、归一化处理、离散化处理等)，完成预处理的工作，数据预处理流程如图 7.2 所示。

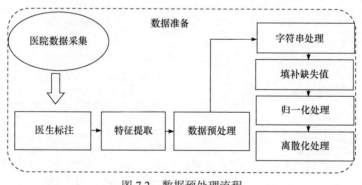

图 7.2　数据预处理流程

其次，在完成数据预处理后，需要对分类算法及模型进行选择和设计。具体方法是通过数据集对多种分类器算法的性能进行测试评估，从中选择 6 种算法，具体为贝叶斯网络分类器算法(BayesNet)、支持向量机(support vector machine，SVM)分类器算法、过滤分类器(FilterClassifier)算法、决策表结合朴素贝叶斯分类器(decision tables naive Bayes，DTNB)算法、单规则分类器(one rule，OneR)算法、朴素贝叶斯树(naive Bayesian tree，NBTree)算法，采用投票机制设计了一个集成分类器，集成分类器具有多个分类器的优点，最终使得集成的性能优于任何单一分类器。

最后，我们把上述数据预处理模块和集成分类器模块联合起来，就得到了一个心血管病风险评估的算法模型，如图 7.3 所示。经过测试，该模型的测试结果如表 7.1 所示，系统的准确度为 88.4%，特异性为 81.9%。对比国外成熟心电危险平台 AptaCDSS-E 和相关论文的径向基网络评估算法，本系统的算法都有更好的表现。

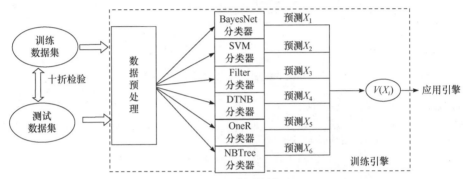

图 7.3　风险评估模型

表 7.1　心血管风险评估分层准确率　　　　　　　　单位：%

项目		本系统的算法	AptaCDSS-E	径向基网络评估算法
加权平均	准确率	88.4	79.5	66.2
	特异性	81.9	74.6	54.3
精确率(高风险)		86.5	81.6	70.0
精确率(中风险)		91.2	74.9	48.7
精确率(低风险)		94.4	73.0	50.9

2. 基于超声心动影像检查的风险评估研究

本章针对超声心动影像检查数据进行分析建模,数据集包括 2369 条超声心动检查数据，其中有超声心电检查所获得的各种测量数据和检查结果的文字描述，我们提取其中的各项测量数据作为特征，并对检查结果的文字描述进行编码，对每一条简单数据均可以提取出 409 维的特征，利用主成分分析(principal component analysis，PCA)技术进行特征降维,利用 SVM 方法进行分类,搭建了一个 PCA-SVM 相结合的分类模型，结合归一化方法，最后实现了基于超声心动影像数据的分类模型,最终测试的分类准确率可以达到 92.24%,具体如表 7.2 所示。

表 7.2 超声心动风险评估准确率

分类模型	分类准确率/%
SVM	65
PCA+SVM	88.96
维度归一化+PCA+SVM	91.41
向量归一化+PCA+SVM	92.24

上述部分研究成果,已总结为一篇论文 *Cardiovascular Risk Prediction Method Based on Test Analysis and Data Mining Ensemble System*,已发表在 IEEE 会议 2016 IEEE International Conference on Big Data Analysis 上。

3. 基于心血管病大数据的数据挖掘原型平台设计开发

心血管病大数据应用研究平台的系统架构图如图 7.4 所示。

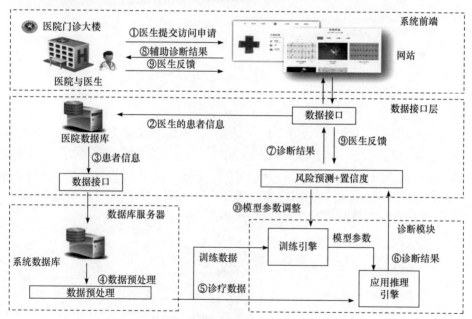

图 7.4 心血管病大数据应用研究平台的系统架构图

平台可以把分类结果通过网页前端展示给医生,同时网页也可以记录下医生的反馈结果,不断更新训练数据及模式参数,提高系统辅助诊疗的准确度。

网页前端页面展示如图 7.5 所示。

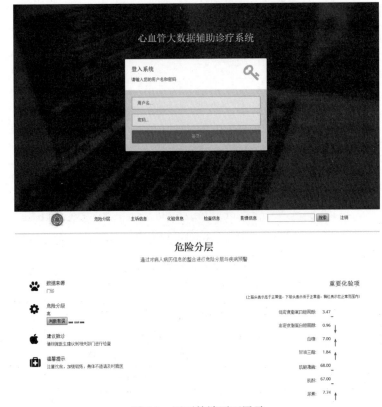

图 7.5　网页前端页面展示

　　本节基于医院信息系统中的医疗大数据，特别是影像检查大数据，建立辅助诊疗和风险评估模型，结合移动互联网和医疗云计算技术的应用，可以为医生提供辅助诊疗功能，提高诊疗效率，减少医疗风险；同时也可为普通人群特别是社区健康管理人群提供风险自我评估和风险预警的工具，从而实现移动健康管理，减少医疗成本。项目的技术具有良好的应用前景。

7.3　智慧养老应用

7.3.1　应用背景

　　预计 2033 年前后我国 60 岁以上老年人口将达到 4 亿人，到 2050 年左右，我国 60 岁以上老年人口将达到全国人口的 1/3。老年人口的 90%选择居家养老，7%选择社区养老，只有 3%才在养老院或老年病房进行养老。根据民政部的统计，截至 2015 年底，我国阿尔茨海默病患者人数超过 1000 万人，部分失能和完全失能的老年人达到 4000 万人。空巢老年人、失智老年人、失能老年人数量的不断增多，给社会和家庭带来了沉重的负担。

心血管病(cardiovascular diseases，CVD)是危害人类健康的常见病，主要包括高血压、冠心病、风湿性心脏病及脑血管病等，已成为人类致死致残的首要原因。根据世界卫生组织统计，每年全球约有 2330 万人死于心血管病[1,2]。我国作为世界上最大、人口最多的发展中国家，已经成为心血管病的高发地区。据《中国心血管病报告 2013》[3]统计，心血管病患者约有 2.9 亿人，数据显示我国心血管病死亡率为 255 例每 10 万人，每年约有 350 万人死于心血管病，占总死亡原因的41%，居于各种死亡原因之首。心血管病目前是老年人群的主要健康风险之一，对老年人的心血管病风险进行自动化的评估，特别是进行实时的测量监控，对于降低老年人群的健康风险具有重大意义。

另外，无论是居家养老的老年人，还是在专门养老机构中养老的老年人，在其日常生活中，也存在较多的意外风险，如有相当多的高龄老年人在起床时，可能会发生跌倒，从而造成伤害，而且夜间一般是老年人突发心血管病的高危时间，如果不进行及时预警，可能会对高龄老年人的生命造成较大的伤害。

本节提出一个基于智能手机与智能床垫的老年人群风险评估和安全管理的系统，利用智能手机拍摄心电报告和超声心电报告，通过对心电图片和超声图片的处理，提取相应的特征，结合依托北京大学人民医院的心脏中心住院患者和门诊患者大数据建立的心血管风险评估模型，通过智能手机的 APP 对老年人的心血管风险进行评估，同时利用智能床垫对老年人在睡眠时的心跳信号、呼吸信号、活动情况进行采集，通过智能手机实现老年人在夜间的心血管病预警，同时也提供起床等安全方面的管理功能。

该系统具有以下优势：①结合了北京大学人民医院的心脏中心的住院患者和门诊患者的大数据建立了风险评估模型，风险评估具有较高的可靠性。②利用智能手机完成相应的风险评估过程，包括采集心电报告和超声报告，获取评估结果，享受健康管理服务，智能手机的使用方式对于用户是十分方便的，可以有效地提高应用效率。③采用智能床垫采集心跳、呼吸和活动数据，可以在不增加老年人任何负担的情况下，对老年人的夜间发病和夜间起床跌倒的重大风险进行预警，系统具有良好的实用性。

预计该系统的各项关键技术研究和系统的研发，可以为老年人群的居家养老提供一种切实可行的路径，开辟新的移动数字医疗服务模式，为未来以后进一步的研发、产品化和应用推广示范打下基础。

7.3.2　国内外现状

智能手机的普及提供了不同于传统的疾病防控模式。心血管病的种类和患者数量逐年增多、涉及领域广、时间跨度大。传统医疗模式受限于时间和空间，运用智能手机可以在治疗过程中改善这一情况。

1. 风险评估模型方面

长期以来，国际上很多学会和协会，针对不同心血管病的临床特征，对其进行危险分层，其主要的危险分层方法包括：①Framingham 发病风险评估(Framingham risk score，FRS)；②心绞痛加拿大心血管学会(Canadian Cardiovascular Society，CCS)分级；③急性冠脉综合征预后风险(thrombolysis in myocardial infarction，TIMI)评分；④急性冠状动脉综合征(acute coronary syndrome，ACS)的全球 ACS 事件注册(global registry of acute coronary events，GRACE)危险评分；⑤不稳定心绞痛或非致死性心肌梗死短期危险分层；⑥冠心病无创检查的危险分层。这些分层方法大部分用于心脏病患者的风险评估，不太适用于普通人群的心血管病风险评估。为了解决这个问题，近年来已出现采用数据挖掘的方法进行心血管的风险评估研究，如表 7.3 所示[4-16]。

表 7.3　心血管风险评估研究现状

作者	年份	方法	测试数据	研究结果准确率
Thacker	2014	A claims-based algorithm	6615 病例	87%
Amin 等[4]	2013	基因算法优化的人工神经网络方法	训练数据 35 组 测试数据 15 组	89%
Dehsan	2013	SMO(序列最小最优化分类)算法		94.8%
Chitra 和 Seenivasagam[6]	2013	朴素贝叶斯 决策表 KNN		52.33% 52% 45.67%
Dehsan	2012	C4.5、朴素贝叶斯、KNN		74.20%±5.51%
Shi 等[8]	2012	复合网络和 CHAID 决策树		81.3% 79.8%
Karabulut 和 İbrikci[9]	2012	ANN 结合 Levenberg-Marquardt 反向传播算法		91.2%
Lahsasna 等[10]	2012	Multi-objective genetic algorithm		75%~79%
Karaolis 等[11]	2010	C4.5	训练数据 100 测试数据 500	MI(心肌梗死)66% PCI(冠脉介入)75% CABG(冠脉搭桥)75%
Zhao 等[12]	2010	独立测试与分类集成算法		80%

续表

作者	年份	方法	测试数据	研究结果准确率
Shi 等[13]	2009	统计学方法、SVM	训练数据 200 测试数据 600	LDA(线性判别分析)90% SVM(支持向量机)94%
Lee 等[14]	2008	分类器 CMAR(多维关联规则分类器)、CPAR(关联规则分类器)、SVM、MDA(多元判别模型分类器)和贝叶斯分类器	对俯卧\左侧\右侧三种姿势进行测试	85%~90%
Tsipouras 等[15]	2008	模糊模型神经网络方法		73.4%
Lee 等[16]	2007	SVM、朴素贝叶斯分类器、C4.5		90% 76% 50%

但目前的这些研究中，用于建模的数据集数据量较少，模型的可信度和可推广性受到限制，同时也很少结合心电报告和超声影像报告来进行风险评估建模，不能应用于普通人群的风险评估和安全管理。

心血管病的影像学诊断，包括心血管造影、心血管超声、冠脉 CT、心血管核磁成像和心血管核素显像，是心血管病诊断、治疗和随访的重要环节，美国的部分大学附属医院和心脏中心，已经将上述 5 大心脏影像技术整合为一个心脏病学亚专业，即心脏影像或心血管影像。

因此，对心血管影像数据收集、挖掘和分析，同时结合其他收集到的相关数据和信息，既可以对个人健康信息管理系统提供风险评估和预警报告，也能够为临床决策支持系统提供有效的数据和信息，随着心血管影像技术的快速发展，其在冠心病危险分层中发挥着越来越重要的作用，有必要对心血管影像结构和非结构数据进行分析、研究和挖掘，使其纳入到新的冠心病危险分层的评分标准之中。

2. 基于智能手机的心血管应用

近年来，移动医疗已经成为发达国家医疗保健系统的主要发展方向，据统计针对特定治疗领域的 1980 个应用 APP 中，心血管类有 139 个，主要分为四种：医药产品说明、专业信息和查询医学参考资料需求、移动平台医疗化、身体医疗状况管理。说明针对心血管病的应用很普遍且治疗成本高，具有可观的预防潜力。

但在目前的应用中，智能手机一般用于采集结构化的数据，但数据的采集需要手工输入，比较费时费力，用户体验较差。虽然也有不少应用可以借助智能硬件采集生理参数，但该类数据的质量对于风险评估的价值需要进一步验证。

目前只有少量研究[17,18]涉及通过手机拍摄采集心电报告，但只局限在对心电报告的数据转化与少数参数的测量，目前未见用手机拍摄超声报告进行风险评估的研究，特别是手机采集心电报告、超声报告，结合医院实际住院患者和门诊患者的大数据进行风险评估的研究。

3. 智能硬件方面

目前在心血管领域，国内外已开发了数百种心血管领域智能硬件产品[19-21]，这些产品中可穿戴式的智能硬件产品占据主流，它们可以位于身体的不同部位，包括耳朵、头部、躯干、手臂、手指、手腕和胸部等，主要的功能包括指标监测、预防保健、早筛预警、慢性病管理和疾病诊断。其中，国内 87%和国外 62%的智能硬件产品的功能主要集中在指标监测上，在疾病诊断和早筛预警方面还存在短板，特别是风险评估的模型建立缺乏医院大数据的支持。

可穿戴式的智能硬件产品目前普遍存在较大的用户体验问题，如佩戴不舒适、电池时间短、数据采集不稳定、容易忘记佩戴等问题，直接影响老年人的使用意愿和应用效果。

由于基于智能床具的生理信息采集系统具有无须佩戴的特点，其一直是国内外的研究热点之一，已出现智能床、智能睡枕、智能纽扣、智能床带和智能床垫等智能硬件产品，但主要用于睡眠监测，在心跳和呼吸等方面的监测方面，仍然存在数据准确率不高的问题。

目前国内的上海迈动医疗器械公司在2016年1月推出了一种智能床垫监护系统，可以提供睡眠质量监测、呼吸监测、心率监测及离床报警四大功能，系统的性能未见报道，但该系统不具备床上活动的监测功能，缺乏起床预警的功能，同时也没有与基于医院大数据的风险评估模型相结合。

综上所述，采用先进的物联网与传感器技术，结合智能手机和家庭无线网络，建立基于移动互联网的实时监护服务平台，采集老年人体征数据与环境数据，通过基于大数据分析引擎的云端数据分析，将不同分析结果根据预先设立的规则远程发送给老年人本人、老年人子女、医疗护理人员或者第三方紧急救助机构，可以实现对老年人群进行主动的风险评估和安全管理，这种新的移动数字医疗服务是解决上述问题的重要手段，也是目前移动数字医疗发展的重要方向。

7.3.3 系统总体框图

图 7.6 为智慧养老总体框图。针对老年人群的居家养老或机构养老的应用场景，研究基于智能手机和智能床具的智能化信息采集产品，结合基于大数据的智能预警技术，对老年人群的心血管病风险进行评估，对老年人日常起居中的安全进

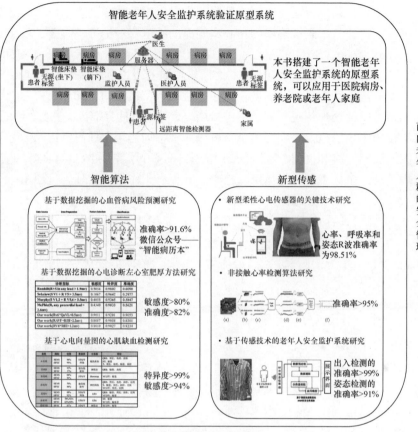

图 7.6　智慧养老总体框图

行主动管理，有助于减轻家庭和护理人员的劳动强度，而且可以随时了解老年人身体情况以便采取相应的措施，从而大大提高护理服务的质量，提高老年人的老年生活质量，减轻社会和家庭的负担。

本节根据预定的项目目标，开展心血管风险评估算法、新型心血管传感方法及老年人安全监护系统三个方面的研究，具体分为以下六项具体研究工作。

(1) 基于数据挖掘的心血管病风险预测研究。

(2) 基于数据挖掘的心电诊断左心室肥厚方法研究。

(3) 基于心电向量图的心肌缺血检测研究。

(4) 新型柔性心电传感器的关键技术研究。

(5) 非接触心率检测算法研究。

(6) 基于传感技术的老年人安全监护系统研究。

上述研究工作具有以下特点：①结合了北京大学人民医院的心脏中心的住院患者和门诊患者的大数据建立了风险评估模型，具有较好的性能，并支持通过智能手机获取评估结果，享受健康管理服务，可以有效地提高应用效率。②基于数据挖掘方法，建立了高敏感度的左心室肥厚的心电参考标准，改善了基于心电图(electrocardiogram，ECG)的左心室肥厚(left ventricular hypertrophy，LVH)诊断方法的性能。③采用心电向量图进行的心肌缺血研究可以利用多个心跳周期的 ECG 信息，使算法具有更高的准确度。④非接触式心率检测的新算法使得心脏脉搏信息可以通过图像处理从视频记录中进行恢复，对用户具有干扰小、成本低的优点。⑤采用压力床垫采集人体姿态信息，可以在不增加老年人任何负担的情况下，对老年人的夜间发病和夜间起床跌倒的重大风险进行预警，系统具有良好的实用性。⑥采用被动式多标签进行人员出入检查，并配有工作站供护理人员使用，可以有效地对老年人的安全进行监控管理。

在本次项目的研究期间，项目组共发表 EI 论文 5 篇(其中 2 篇获得了最佳论文奖)，申请发明专利 3 项，老年人安全监护系统 1 套(含出入检测系统 1 套，压力床垫 1 套)，并建立了一个支持心血管风险评价的微信公众号"智能病历本"。

7.3.4　关键技术

1. 基于数据挖掘的心血管病风险预测研究

全世界每年死于心脑血管病的人数高达 1500 万，居各种死因的首位。早期发现和风险预测对于治疗与诊断都非常重要。本节建立一个基于数据挖掘技术的准确度高且更加实用的风险预测系统来提供辅助医疗服务。

风险预测系统由四部分组成：①数据源。包括基本信息、生理信息、检测信息、影像信息和诊断信息。②数据预处理。由数据整合、数据清理和数据标准化组成。文本分析包括专家标记和标签生成。③特征选择。通过基于相关性的特征选取(correlation-based feature selection，CFS)子集评估策略和最佳搜索子集生成方法来选择关键特征以降低维度。④风险分类。通过与各种方法进行比较，发现随机森林(RandomForest)的分类结果最优，因此其被选为风险预测系统的基本分类器。心血管病风险预测系统框图如图 7.7 所示。

上述心血管病风险评估预测算法在克利夫兰心脏病数据集(database on heart disease in Clevland，CHDD)和北京大学人民医院心脏病住院数据集上进行了测试验证(图 7.8 和图 7.9)。在 CHDD 的测试中，本节提出的风险预测系统的准确率达到 91.6%，优于其他分类方法。在北京大学人民医院心脏病住院数据集的测试中，准确率达到 97.1%，比大多数分类器要好，除了 SVM(准确率为 98.9%)，但在耗时上，RandomForest 只需 SVM 的 1/2。

风险预测结果将通过项目组开发的心血管病微信公众号"智能病历本"呈现给医生和患者用户(图 7.10)。用户还可以获取系统推送的健康信息类的文章，了解疾病防治的相关知识。

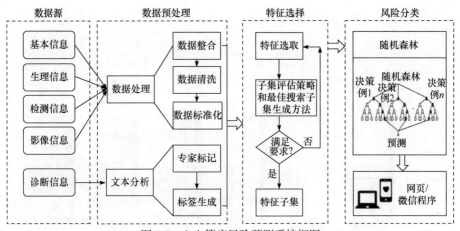

图 7.7　心血管病风险预测系统框图

指标	真正例率/%	假正例率/%	准确率/%	召回率/%	F-分数/%	ROC面积/%
RandomForest	91.6	8.6	91.6	91.6	91.6	95.4
C4.5	89.6	10.9	89.6	89.6	89.5	90.4
SVM	89.2	10.5	89.4	89.2	89.2	89.4
Naive Bayes	85.2	15.6	85.4	85.2	85.1	89.7
RBF Network	84.2	16.5	84.3	84.2	84.1	88.6
AdaBoost	82.8	17.2	82.9	82.8	82.8	90.6

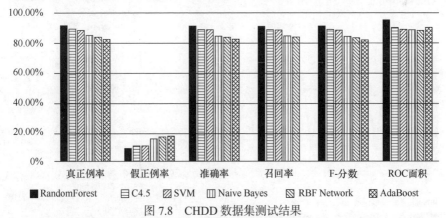

图 7.8　CHDD 数据集测试结果

　　本节建立了一个高准确度的心血管病风险预测系统，对于心血管病的辅助诊疗和预防具有重要意义与实际应用价值。该研究工作已总结发表论文一篇，发表在 2017 IEEE 2nd International Conference on Big Data Analysis 大会中，并且获得了大会最佳论文奖。

2. 基于数据挖掘的心电诊断左心室肥厚方法研究

　　左心室肥厚是高血压患者心血管病的主要表现，是多发性心血管并发症的危

	真正例率/%	假正例率/%	准确率/%	召回率/%	F-分数/%	ROC面积/%	耗时/s
RandomForest	97.0	3	97.1	97.0	97.0	99.8	16.1
C4.5	87.7	12.3	87.7	87.7	87.7	94.9	4.7
SVM	98.9	1.1	98.9	98.9	98.9	98.9	32.2
Naive Bayes	54.1	45.4	54.9	54.1	53.0	54.8	0.04
RBF Network	51.8	48.2	51.8	51.8	51.8	52.3	1.86
AdaBoost	52.6	47.4	52.6	52.6	52.5	53.0	0.46

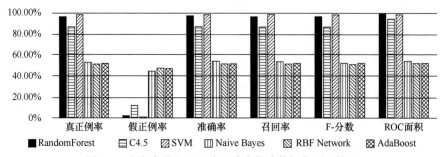

图 7.9　北京大学人民医院心脏病住院数据集测试结果

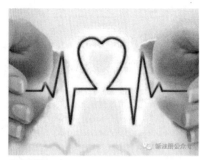

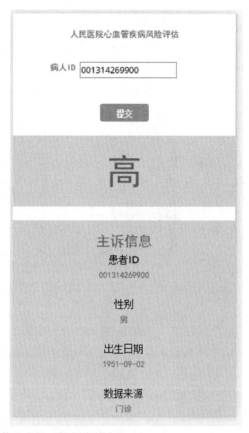

图 7.10　心血管病微信公众号"智能病历本"

险因素。ECG 具有操作简单、价格低廉的优点，使其广泛地应用于 LVH 的筛选。迄今为止，美国心脏协会已批准了 37 项不同的 ECG 标准，但这些标准都表现出高特异度、低灵敏度的问题。因此，寻找具有更好的基于 ECG 数据的 ECG-LVH 诊断标准成为研究的热点。

本节提出了一种基于数据挖掘方法设计 ECG-LVH 诊断标准的新方法。本节通过对 ECG 信号进行滤波、分段、定位等预处理操作，改善了 ECG 信号的信噪比。本节研发了 ECG 的自动特征提取算法，对每一导 ECG 信号(共 12 导)均进行了 Q 点幅值、R 点幅值和 S 点幅值的提取，提出一种组合方法，综合评估六种特征选择算法，挑选出最优的特征集。本节设计了一种参数化的 LVH 诊断标准模型，通过训练集对参数进行训练和选择，并通过选择 ROC 曲线中集尽可能靠近左上角的工作点，完成了新的 ECG-LVH 诊断标准，并在测试集上进行了性能评估。算法流程图如图 7.11 所示。

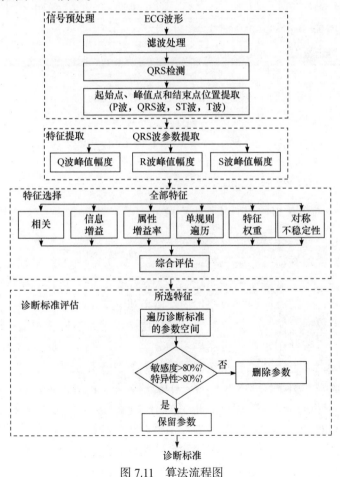

图 7.11　算法流程图

本节将新的 ECG-LVH 诊断标准与美国心脏协会承认的部分标准进行了性能比较，表 7.4 所列结果是在三组测试集上计算得到的平均结果(本节使用的原始数据来自于 The PTB Diagnostic ECG Database 和 St.-Petersburg Institute of Cardiological Technics 12-lead Arrhythmia Database)。结果表明，本节提出的 ECG-LVH 诊断参考标准具有更好的敏感度和准确度，其中敏感度提高到了 0.8010，更为实用。

表 7.4　诊断指标性能比较

诊断指标	敏感度	特异度	准确度
Romhilt(R+S in any lead > 1.9mV)	0.5054	0.9802	0.6098
Sokolow(S V1 + R V5 > 3.5mV)	0.1067	0.9642	0.2977
Murphy(S V1,2 + R V5,6 > 3.5mV)	0.4855	0.9365	0.5847
McPhle(R，any precordial lead > 2.6mV)	0.4340	0.9833	0.5621
本书诊断方法(Rv6×QaVL>0.5mV)	0.9011	0.9201	0.9053
本书诊断方法(RAVF+RIII>2.2mV)	0.8087	0.9058	0.8301
本书诊断方法(RV6×RIII>1.2mV)	0.8010	0.9027	0.8234

本节提出了利用数据挖掘的方法建立左心室肥厚诊断标准的新方法，显著地提高了 LVH 的诊断敏感度。该研究工作已总结发表论文一篇。

Wei Y Z, Duan X H, Jiao B L, et al. Electrocardiographic criteria for the diagnosis of left ventricular hypertrophy based on data mining[C]. 10th Biomedical Engineering International Conference, Hokaido, 2017.

3. 基于心电向量图的心肌缺血检测研究

缺血性心脏病是全球性高致死率的疾病之一，心肌缺血是其直接起因，针对心肌缺血的研究对缺血性心脏病具有预防意义。但国内外的医学辅助诊断系统大多具有局限性，信号处理学辅助诊断系统大多精度偏低，搭建高精度诊断心肌缺血的系统具有很大的临床医学应用价值。本节搭建了心肌缺血诊断系统引擎，采用 STAFF Ⅲ数据库作为心肌缺血数据库，德国国家计量署诊断数据库作为正常心电数据库。本节使用监督式机器学习的分类方法，结合临床医学在心肌缺血的心电向量图研究，进行心肌缺血检测系统的方案设计和实现。

心肌缺血检测引擎包含 3 个部分：①信号处理。信号处理包含滤波、心电向量图(vector cardiogram, VCG)转换和心跳周期特征分段三个子模块。②特征提取。从分段后的 QRS 环、ST 段和 T 环中分别提取相应特征，并组成特征集。③分类建模。利用提取的 VCG 特征构建检测系统引擎，先选择合适的分类模型，并根据该模型确定合适的特征子集，根据该子集训练相应的检测系统模型。心肌缺血检测系统引擎架构图如图 7.12 所示。

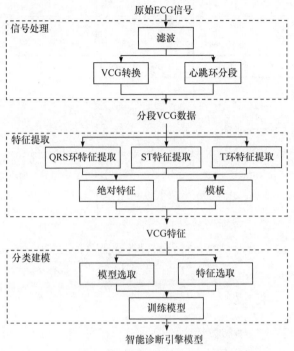

图 7.12   心肌缺血检测系统引擎架构图

在和其他系统进行比较后，可以发现本节所提系统与其他系统相比，算法性能指标有明显的提升。算法性能比较如表 7.5 所示。

表 7.5   算法性能比较

系统	指标	结果	数据库	分类器	特征
本节所提系统	SENS	94%	STAFF	RandomForest	QRS: 周长、角度、面积 ST: 幅值 T: 周长、角度、幅值、面积
	SPEC	99%	PTB		
系统Ⅱ	SENS	82%	独特数据库	阈值法	QRS: 幅值、角度
	SPEC	77%			
系统Ⅲ	SENS	60%	STAFF	Bootstrap	VCG 环: 幅值
	SPEC	96%			
系统Ⅳ	SENS	70%	独特数据库	神经网络	QRS: 周长、角度、面积、比例 T: 幅值、周长、面积、比例 VCG 环: 角度、比例
	SPEC	86%			
系统Ⅴ	SENS	88%	STAFF	LDA	QRS: 幅值、周长、面积、比例 VCG 环: 幅值
	SPEC	92%	PTB		

续表

系统	指标	结果	数据库	分类器	特征
系统Ⅵ	SENS	78%～91%	STAFF	LDA	ST：幅值 VCG 环：幅值差
	SPEC	82%～94%			
系统Ⅶ	SPEC	83%	STAFF	阈值法	VCG 环：幅值

本节实现了一种基于 VCG 的心肌缺血检测系统引擎，并对多种不同的应用场景实验进行性能测试评估。本节的研究工作已总结发表论文一篇。

Sun Z Y, Duan X H, Nie X H, et al. A screening system for myocardial ischemia based on pathophysiological vectorcardiogram[C]. International Conference on Sensing, Diagnostics, Prognostics, and Control, Shanghai, 2017.

4. 新型柔性心电传感器的关键技术研究

可穿戴健康监护设备在中老年人的日常健康监护服务中有着重要作用，但是由于体积和位置的限制，采集心电的可穿戴设备一直都没能很好地实现无感化的信号采集，设计一款真正无感化的心电采集设备，同时保证信号质量，具有重要的研究意义。

本节设计一款柔性多参数健康监护系统，其通过柔性的心电电极阵列，采集腹部的心电信号和三轴加速度信号，可以得到人体的心率、呼吸率和姿态等信息，从而进行用户的无感监护。

本节所研发的设备佩戴实物图如图 7.13 所示，采用类似裤子的松紧带，与腰部贴合。其中 a 是心电电极贴片，其与人体皮肤紧贴；b 是主控模块，夹在带子

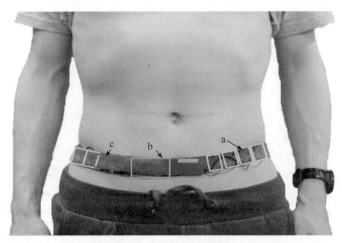

图 7.13　设备佩戴实物图

中间，保证其固定，这也确保加速度传感器可以精确地采集人体腹部的振动加速度数据；c 是电池，通过多个电池的并联提高电池的最大放电电流和电池容量，可更换设计也提高了设备的实用特性。

图 7.14 为柔性电路板实物图。

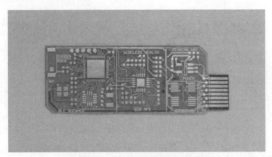

图 7.14　柔性电路板实物图

实际测试中，通过模拟信号发生器产生与腹部信号相近的信号，然后连接到 AD8232 模块中，再通过 nRF51822 进行数据的模数转换，进行心率的计算。一共采集得到 871 组数据，采集到的心率数据分布图如图 7.15 所示。

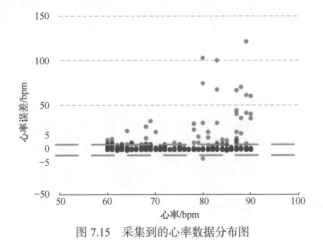

图 7.15　采集到的心率数据分布图

大部分数据都集中到±5 的误差范围里，少量的数据偏差巨大，这是因为 R 波检测错误产生的误差，进而会影响到之后几个心率的测量。871 次 R 波检测中，有 13 次检测不准导致超过误差范围，R 波检测的正确率为 98.51%。

本节设计并实现了一种基于柔性心电电极阵列的无线柔性多参数健康监护系统，具有信号采集准确、便携、可穿戴、低功耗等特性。本节的研究工作已总结发表论文一篇，发表在 IEEE International Conference on Computer and Communications 大会中，并获得了大会最佳论文奖。

Nie X H, Duan X H, Yin M X, et al. Hybrid monitor belt: A non-invasive health monitoring system with flexible printed ECG array[C]. 3rd IEEE International Conference on Computer and Communications，Chengdu, 2017.

5. 非接触心率检测算法研究

非接触心率检测算法可以简化生理参数的测量，为此本节提出一种基于汉宁窗和独立分量分析(independent component analysis，ICA)的新算法，分析从数字摄像头获得的人脸图像的三重兴趣区(region of interest，ROI)的频谱，从而实现非接触的心率检测。

算法步骤：(a)首先，自动检测脸部区域，(b)提取三个面部区域，并对其绿色通道进行空间平均，以得到(c)中未加工的三段曲线。然后，将 FastICA 应用于归一化原始轨迹以获得(d)表示的三个分量。(e)为应用汉宁窗之后的 FFT 过程。最后，(f)选择包含心率信息的目标信号频谱。图 7.16 为非接触心率检测算法研究步骤。

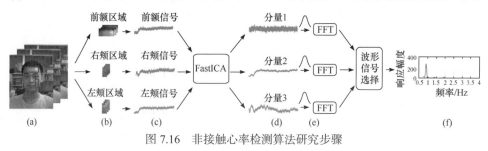

图 7.16　非接触心率检测算法研究步骤

为了评估估计信号的心跳每分钟节拍数(beat per minute，bpm)和参考信号的心跳每分钟节拍数之间的差异性和相似性，使用总共 60 个测量数据集进行 Bland-Altman 检验。Bland-Altman 检验如图 7.17 所示。

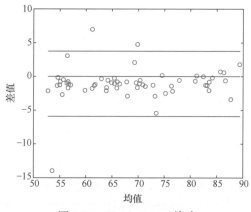

图 7.17　Bland-Altman 检验

本节提出的算法和基于 ECG 的参考算法具有一致性。系统性能比较见表 7.6。可以看出，本节提出算法比使用单个人脸区域算法具有更好的效果。

表 7.6　系统性能比较

算法	测量误差的平均值 M_e	测量误差的方差 SD_e	均方根误差	百分比测量误差的平均值 M_{eRate}	准确率	测量值与真实值的相关系数 r
本节提出算法	−1.077	2.464	6.237	0.02629	95.00%	0.9736
单个人脸区域算法	−2.098	5.036	5.417	0.04176	87.00%	0.9037

本节提出一种用于远程非接触式心率检测的新算法，可以通过图像处理从视频记录中恢复心脏脉搏信息。实验结果证明了该算法的有效性和鲁棒性。本节的研究工作已总结发表论文一篇。

Chen H T, Wei Q Y, Wei L, et al. A novel algorithm based on Hanning-windowed tri-section independent component analysis for remote heart rate detection[C]. International Conference on Biological Information and Biomedical Engineering, Shanghai, 2018.

6. 基于传感技术的老年人安全监护系统研究

本节针对老年人群的安全监护技术展开研究，研制出基于被动式多标签 RFID 的病房患者出入检测系统和基于压力床垫的智能床垫系统，并搭建原型系统进行验证。

1) 基于被动式多标签 RFID 的病房患者出入检测系统

宽通道的人员出入检测在很多场景下有着广泛的应用，如医院或养老院的老年人病房的患者出入检查，目前基于红外线、超声波和图像识别技术的方法存在容易受到无关人员影响，以及遮挡时失效等缺点。针对宽通道的人员出入管理问题，本节设计一个基于多标签的被动式 RFID 宽通道医院人员出入检测方法。

系统通过放置在医院走廊上的智能读卡器，自动收集病号服上的多个 RFID 标签信息，并传输至服务器后台的分类模块，通过训练好的分类器模型，可以区分患者穿着病号服时的出入状态，并控制智能读卡器上的摄像机，获取患者的实时图像，提示医护人员进行查找。

图 7.18 为出入检测系统框图，图 7.19 为 RFID 数据收集终端。出入检测系统可以区分 8 种行走模式及 3 种场景。表 7.7 为行走任务列表。

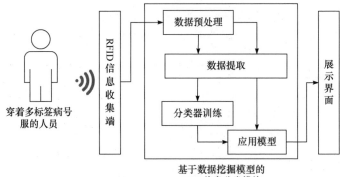

图 7.18　出入检测系统框图

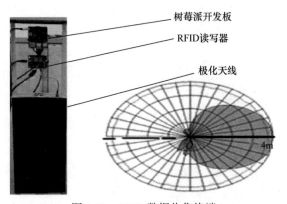

图 7.19　RFID 数据收集终端

表 7.7　行走任务列表

场景	编号	描述	标号标号标
场景1	1 号	从天线左侧步行穿过检测区域	l
	2 号	从天线右侧步行穿过检测区域	r
场景2	0 号	执行场景 1 中的两种动作各一次(l, r)	(l, r)
	1 号	从天线左侧进入检测区域，然后半路返回	lr
	2 号	从天线右侧进入检测区域，然后半路返回	rl
场景3	0 号	分别执行场景 2 的三种动作各一次：(l, r), (lr, rl)	
	1 号	从天线左侧进入检测区域，在区域中间徘徊数秒，然后返回	lhr
	2 号	从天线右侧进入检测区域，在区域中间徘徊数秒，然后返回	rhl

针对上述三种行走任务(场景 1，场景 2，场景 3)，训练出三种分类器，分别经过 100 组、200 组和 300 组数据的测试，实验准确度如表 7.8 所示。

表 7.8　实验准确度　　　　　　　　　　　　单位：%

算法	BayesNet	K-星	RandomForest
场景 1	100	100	100
场景 2	100	96.5	99.5
场景 3	84	80.7	86.3

由于在场景 3 中，不规则行走部分在场景的中间时间段部分。因此删除中间部分的值，将剩余的两部分分别进行特征提取，得到的两个向量拼接为一个新的向量，放入训练器中进行训练，结果如表 7.9 所示。

表 7.9　数据修整后的结果　　　　　　　　　单位：%

删除中间部分的值	场景	BayesNet	K-星	RandomForest
40%	场景 3	90	81.7	90
50%	场景 3	91	79.7	87
60%	场景 3	93	78	87
70%	场景 3	86	74	83

本节设计并实现了一个被动式多标签 RFID 医院人员进出检测系统。该系统中能够检测穿戴有特制病号服的患者的出入。病号服上粘贴有多个低成本小体积的被动式 RFID 标签。系统能够检测患者直接穿过识别区域或中途折返的情况。本节的研究工作已总结发表论文一篇，申请发明专利两项。

Luo G H, Duan X H, Sun Z Y, et al. Design of a passive multi-tag RFID hospital entry/exit detection system based on data mining method[C]. International Conference on Sensing, Diagnostics, Prognostics, and Control, Shanghai, 2017.

2) 基于压力床垫的智能床垫研究

在养老院和医院等相关场景下检测识别人体在床上的姿态有着十分重要的应用。目前基于可穿戴式设备，压力点阵和图像识别的方法存在着患者不适应、价格昂贵和侵犯隐私等缺点。本节设计一个基于薄膜压力传感器(force sensing resistors, FSR)检测人体姿态的算法，可以实现老年人在床上的坐下、睡眠姿势、空床和下床等行为检测。该系统具有低成本和便携布置的特点。

姿态识别系统框图如图 7.20 所示。被检测人员躺在智能床垫上，床垫下的压力传感器采集到患者的压力信息并发送给处理器模块，处理器模块对信息进行处理后，可以判断出患者当前的姿势并且通过通信模块发送给数据库，数据库将患者的状态显示在护士的管理终端界面上。

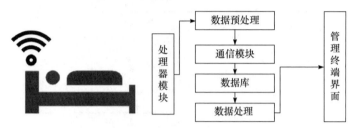

图 7.20　姿态识别系统框图

图 7.21 为压力床垫及床边报警按钮。

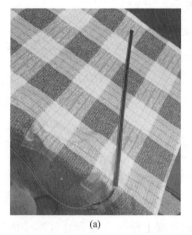
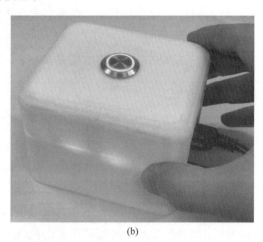

(a)　　　　　　　　　　　　　　　　　(b)

图 7.21　压力床垫及床边报警按钮

　　本节由 3 位实验人员分别以床上静坐(坐)、床上静躺(躺)、床上无人(无人)和床上翻滚(运动)4 种最常见的姿态各保持 10min 以上，每种实验各进行 30 次。实验结果显示，坐、躺这两种姿势检测的准确率达到了 91%和 96%，与其他文献的研究成果相比准确率基本持平，但大大降低压力传感器实现的复杂程度。在床上有无人的检测准确率接近 100%，并且运动位的准确率也达到了 91%，表明姿态识别系统可以有效地实现行为的检测，实现对老年人的监护，并可有效地预防压力性褥疮。表 7.10 为姿态检测结果的混淆矩阵，其横坐标代表实际的姿势，纵坐标代表算法所识别出的姿势，以坐姿为例，从表 7.10 中可以看出，91%的坐姿被识别成坐姿，另外 9%的坐姿被误识成躺姿，因此坐姿的识别准确率为91%。

表 7.10　姿态检测结果的混淆矩阵

	坐	躺	无人	运动位
坐	91%	8%	1%	
躺	9%	92%	0	
无人	0	0	99%	
准确率	91%	92%	99%	91%

本节实现了一个基于薄膜压力传感器的检测系统,该系统能有效地检测人体在床上的运动和部分姿态。该部分的研究工作已申请发明专利一项。

3) 智能老年人安全监护系统验证原型系统

本节搭建了一个智能老年人安全监护系统的原型系统,可以应用于医院病房、养老院或老年人家庭。通过贴有 RFID 阵列标签的病号服,实现了患者的进出自动检测。图 7.22 为病房管理系统场景图。

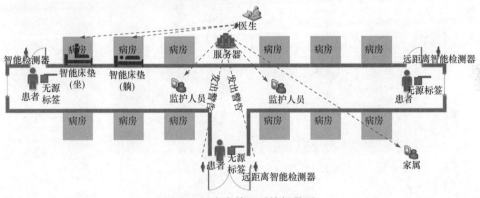

图 7.22　病房管理系统场景图

系统由智能读卡器终端、智能床垫、后台服务器端和护士客户终端构成。智能读卡器终端放置于医院病房的大门、后门或消防通道中,智能床垫放在每位患者的病床上,自动进行数据的收集,通过无线网络发送到后台服务器端,后台服务器端接收并存储智能读卡器和智能床垫发送的原始数据信息,通过预先训练好的分类模型,实现患者的出入检测,以及患者在病床上的姿态检查,保存在后台数据库中,并提供给护士客户终端进行实时显示,实现走失报警及离床报警等。

图 7.23 为病房管理系统框架图。

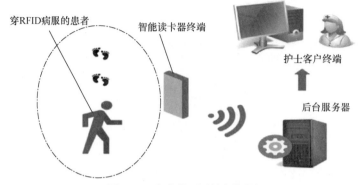

图 7.23　病房管理系统框架图

如图 7.24 所示，护士工作站首页采用病床信息卡的形式，左边部分是床位信息，病床上有病床号、患者姓名，并通过颜色来区分患者的当前状态；右边部分是状态统计。

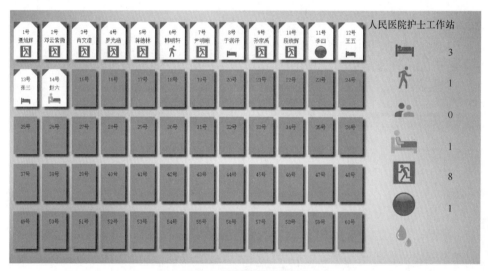

图 7.24　护士工作站首页

单击床位后，右边将显示该患者的详细信息，如果该患者走失，将显示走失前摄像头抓拍到的照片。图 7.25 为显示走失图片。

通过病房管理系统的关键技术研究和系统原型研发，本节为老年人群的居家养老和老年人病房提供了一种切实可行的安全监护系统，为尝试开辟新的移动数字医疗服务模式，以及未来进一步的应用推广和示范打下了基础。

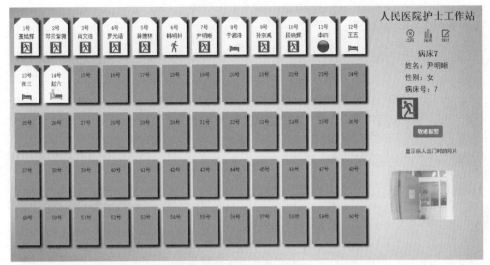

图 7.25　显示走失图片

本节基于医院信息系统中的医疗大数据，建立应用于辅助诊疗和风险评估的模型，结合移动互联网和医疗云计算技术的应用，可以为医生提供辅助诊疗功能，提高诊疗效率，减少医疗风险；同时也可为普通人群特别是社区健康管理人群提供风险自我评估和风险预警的工具，从而实现移动健康管理，减少医疗成本。出入检测系统为医院的人员管理带来了极大的便捷，智能床垫通过检测人体在床上的姿态，进而检测卧床患者的坠床、压力性褥疮、尿失禁等相关并发症，使医疗护理工作变得更加智能化。

7.4　移动智能诊断服务

7.4.1　应用背景

左心室肥厚是由左心室长期负荷引起的，是高血压患者临床心血管病变前期的主要表现。它是急性心肌梗死、充血性心力衰竭、猝死等的独立危险因素。研究显示，中国高血压患者数量高达 2.4 亿人，而高血压患者中左心室肥厚的患病率高于 50%[22]。高血压合并左心室肥厚的加权危险会加剧并促使心脑血管病的发生和进展，所以在临床方面应对其予以足够重视[23-30]。

为了更加有效地对心血管病患者进行诊断和治疗，需要提供实时的、高准确度的心电监测和诊断。心电诊断云服务作为一种新型医疗服务，实时性强，方便灵活。

结合智能终端和通信网络技术为云服务平台提供患者心电信息，调用智能诊断引擎得到诊断结果，可为患者提供就诊建议，为医生提供诊断辅助，合理有效地提高医院心电图诊断能力与诊断效率。智能终端和通信网络技术突破了常见诊断方式在时间和地域使用的局限性，随时随地可以为心血管病患者提供诊断参考信息。

另外，很多不发达的地区还在使用纸质 ECG 记录，大多数医院系统中存储的电子心电记录难以获取，各个医院间的信息难以共享，如何使用 ECG 等原始数据，把先进的图像处理分析技术、机器视觉算法，以及深度学习算法应用到 ECG 上进行开发，完成辅助诊断，是研究中很重要的一个问题。

7.4.2   国内外现状

1. 基于心电数据的左心室肥厚诊断

目前，最常用的 ECG-LVH 诊断标准是基于 QRS 电压的测量。迄今为止，美国心脏协会(American Heart Association, AHA)已经批准了 37 项不同的心电图标准，但是医学界普遍认同这些标准均存在高特异性但低敏感性的问题[31-35]。图 7.26 中列举美国心脏协会认证的左心室肥厚心电诊断标准。

诊断标准最初基于标准肢体导联 I 和 III 中的 R 波与 S 波振幅。其他电压标准是在标准 12 导联心电图的普遍应用之后才引入的。最著名的是 Sokolow-Lyon 标准，该标准于 1949 年提出，基于 SV_1 和 RV_5(或 RV_6)的电压总和，成为目前使用最广泛的标准之一。随后有学者提出"康奈尔电压"这一概念，即 SV_3 和 RavL 的总和。1968 年引入的 Romhilt-Estes 标准，除了 QRS 幅度，还包含了 QRS 轴偏和持续时间，以及 P 波和 ST-T 波形态的异常。一些更为复杂的标准则是基于 QRS 电压、持续时间及面积等几个指标的复合使用，以及基于多个非 ECG 因子的参数指标[36-42]。

在查阅已发表的研究成果时，发现有部分研究人员基于数字 ECG 记录进行左心室肥厚的诊断，最终的评判标准为准确度、特异度和敏感度。

Afkhami 和 Tinati[36]提出在时域与离散小波变换域中使用信号的高阶统计量作为特征，将这些特征输入支持向量机分类器中，分类器使用径向基函数作为核函数，研究提出的算法提高了最终的检测结果的准确性。

Liu 和 Song[42]采用基于 PCA 的后向传播(back propagation, BP)神经网络，提出了一种基于 ECG 数据进行 LVH 诊断的有效预测模型，加入 PCA 后，网络结构变得更加简单，输入变量维数减少，但最终的敏感度和准确度得到提升。

以上的研究学者在各自的研究中都显著地提高了诊断结果的敏感度和准确度，但是他们最终呈现的结果均为抽象的分类模型，而不是具体的参数化诊断算法，对于医生或临床应用而言是一个"黑盒"，无法进行医学解释。

	幅度值	第一作者	发表日期
肢导电压			
(R I−S I)+(S III−R III)	>16mm	Lewis(5)	1914
R I+S II	>25mm	Gubner(6)	1943
R I	>15mm	Gubner(6)	1943
RaVL	>11mm	Sokolow-Lyon(7)	1949
RaVF	>20mm	Goldberger(65)	1949
Q or SaVR	>19mm	Schack(73)	1950
R+S in any limb lead	>19mm	Romhilt-Estes(9)	1968
心导电压			
SV_1	>23mm	Wilson(76)	1944
SV_2	>25mm	Mazzoleni(69)	1964
SV_1+RV_5	>35mm	Sokolow-Lyon(7)	1949
$SV_2+RV_{5,6}$	>45mm	Romhilt-Estes(72)	1969
$SV_{1,2}+RV_{5,6}$	>35mm	Murphy(54)	1984
$SV_{1,2}+RV_6$	>40mm	Grant(66)	1957
R+S any precordial lead	>35mm	Grant(66)	1957
$RV_5 : RV_6$	>10	Holt(67)	1962
R_1 any precordial lead	>26mm	McPhie(70)	1958
$SV_2+RV_{4,5}$	>45mm	Wolff(77)	1956
RV_5	>33mm	Wilson(76)	1944
RV_6	>25mm	Wilson(76)	1944
肢导和心导电压混合			
$RSaVF+V_2+V_6$(>30 years)	>59mm	Manning(68)	1964
$RSaVF+V_2+V_6$(<30 years)	>93mm	Manning(68)	1964
SV_3+RaVL(men)	>28mm	Casale(8)	1985
SV_3+RaVL(women)	>20mm	Casale(8)	1985
Total 12-lead voltage	>175mm	Siegel(74)	1982
电压和非电压参数混合			
Voltage-STT-LAA-axis-ORS duration	Point score	Romhilt(9)	1968
$(RaVL+SV_3)$×ORS duration	>2436 mm/s	Molloy(71)	1992
Total 12-lead voltage×ORS duration	>1742 mm/s	Molloy(71)	1992
联合左前束阻滞参数的标准			
$SV_1+RV_5+SV_5$	>25mm	Bozzi(33)	1976
$SV_{1,2}+RV_5+SV_5$	>25mm	Bozzi(33)	1976
S III+max R/S any lead(men)	>30mm	Gertsch(32)	1988
S III+max R/S any lead(women)	>28mm	Gertsch(32)	1988
联合右束支阻滞参数的标准			
Max R/S precordial lead(with LAD)	>29mm	Vandenberg(75)	1991
SV_1	>2mm	Vandenberg(75)	1991
$RV_{5,6}$	>15mm	Vandenberg(75)	1991
S III+max R/S precordial(with LAD)	>40mm	Vandenberg(75)	1991
R I	>11mm	Vandenberg(75)	1991

图 7.26　美国心脏协会认证的左心室肥厚心电诊断标准[14]

2. 基于心电图纸的左心室肥厚诊断

目前没有研究人员直接基于心电图像记录进行疾病诊断的研究。其他学者的研究重点为图像数据处理。相关研究的主要内容如下所示。

文献[12]、[15]利用手机或者数码相机拍摄纸质的 ECG 报告，将图像传输到处理单元进行滤波并提取重要的 ECG 参数。文献[16]同样是通过模式识别提取 ECG 波形的时域特征值。利用 RGB 颜色阈值技术去除背景网格，使用 Sawvola 方法决定二值化图像的局部阈值，如果在二值化过程中出现图像破损(线条不连续)，则采用 Bresenham 画线算法进行补充使图像完整。

文献[17]提出了一种基于 K-均值的算法从纸质记录中提取心电数据，没有进行疾病的诊断或心电图的分类；分析了传统的 K-均值算法在心电波形中会产生的问题，提出了改进的 K-均值算法。

文献[18]主要介绍了将 ECG 波形和背景网格线分离的算法，尤其是针对难以分辨的黑色网格线。计算周期垂直距离，再进行周期旋转、图像重叠等操作，然后进行异或运算。将原始图像和分离后图像的相关系数作为性能评判的依据。

文献[16]在将二维心电图像转为一维信号(时间-电压数据集)的基础上，利用光学字符识别提取患者的基本信息，提高了记录效率，并与数据库进行统一。

在文献[19]中，通过判断 V4、V5、V6 导联或者 V1、V2、V3 导联上的 QRS 波，进行了左束支传导阻塞和右束支传导阻塞的诊断，诊断准确度达到 98.62%。

文献[20]评估了两种 ECG 检索技术——空间处理算法和频域处理算法，前者使用直方图分段、缺失像素重建和内插等算法，后者采用二维傅里叶变换、低通滤波器、中值滤波等算法。结果证明空间处理算法的应用效果更好。

以上研究都是基于心电图像数据，但研究的重点都是将图像数据进行数字化，然后再用传统算法进行处理，没有将深度学习算法直接应用在心电图像数据上，完成诊断功能。

3. 智能诊断服务

乐普医疗器械股份有限公司在第十六届中国介入心脏病学大会上正式发布了自主研发的 "AI-ECG Platform 心电图人工智能自动分析和诊断系统"，标志着国内首个应用于心脏心电图自动分析和诊断的人工智慧医疗系统正式上线。AI-ECG Platform 心电图人工智能自动分析和诊断系统可以用于临床常规静态心电图分析和诊断，也可以用于动态心电图监测的自动分析和诊断。据报道该系统在心律失常(34 种类型)、心脏激动传导异常(窦房阻滞、房室阻滞、室内阻滞、旁路传导)方面较传统算法拥有优势。但该系统集成的智能算法所处理的对象是一维的心电图波形数据，需要了解心电图机的数据接口，从接口获取波形数据才能进行心电诊断服务。不能直接针对心电图纸的二维图像做出辅助诊断服务。

7.4.3 总体设计

1. 左心室肥厚心电图纸分类

如图 7.27 所示，模型的输入为心电图纸图片，模型的输出为分类结果，得到是否该心电图纸所属人员患有左心室肥厚的可能性。通过搭建深度学习神经网络的分类网络，采用训练心电图片的数据集，对其进行训练，然后把训练好的网络模型，对经过预处理的心电图纸图片进行分类判别，即可实现左心室肥厚的风险诊断。

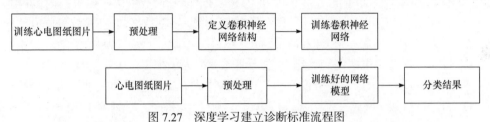

图 7.27 深度学习建立诊断标准流程图

该系统的关键在于：①图片预处理算法；②深度学习神经网络的设计；③神经网络的训练。

2. 智能诊断服务

智能诊断服务为患者提供自我诊断信息，形成新型云医生服务模式，这种模式还可以为医生在诊断时提供辅助，并及时获得反馈信息来优化系统中的模型。智能诊断服务示意图如图 7.28 所示。

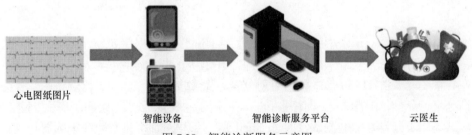

图 7.28 智能诊断服务示意图

云医生通过智能设备如智能手机拍摄心电图纸，上传到智能诊断服务平台中，经过服务器中的神经网络分类诊断引擎的处理，返回诊断结果，并显示在智能设备的界面上。智能诊断服务是一个基于网页服务接口的左心室肥厚的智能诊断系统，支持输入拍摄或扫描的心电图纸图片，以及两种诊断模型的左心室肥厚诊断。

智能诊断服务的设计主要包括：①数据库结构设计；②诊断引擎设计；③网页服务接口参数设计；④展示页面设计；⑤接口请求及响应验证；⑥整体服务验证。

　　云医生搭建在云端的服务器上，服务器环境为 Linux 系统，开发语言为 Python，整个系统采用 Flask 作为服务器框架。Flask 是一个基于 Python 实现的 Web 开发微框架，具有核心简单、易于扩展的特点。

7.4.4　关键技术

　　1. 心电图记录诊断左心室肥厚

　　1) 数据准备

　　输入的图片数据由 Incat 数据库和 PTB 数据库中的数字 ECG 记录，按照心电图纸的标准，调用 Python 的图形库绘制而成，借助心电数据的 QRS 波分割方法，使得一张图片只包含一个 QRS 波形，每张图像大小归一化为 200 像素×200 像素。由于目前正规的心电图检测均输出 12 导联波形，为了模拟医生实际诊断，综合考虑 12 导联波形的信息，本节设计了两种数据输入方式：①将同一时刻的 12 导联波形图进行拼接，形成一张图片进行单通道输入；②将同一时刻的 12 导联波形图分为 12 个不同通道进行输入。图 7.29 是两种数据输入形式的示意图。

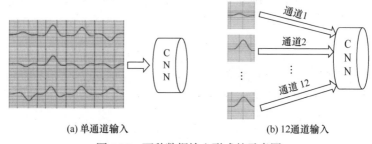

(a) 单通道输入　　　　　　　　(b) 12通道输入

图 7.29　两种数据输入形式的示意图

　　与数字 ECG 记录中的标签一致，所生成的图像数据集划分为两类，即左心室肥厚人群和正常人群。原始数据图片共有 21980 张，其中正常人群 10130 张，左心室肥厚人群 11850 张。数据集划分时，大致按照 4∶1∶1 的比例将图片分为训练集、验证集和测试集。训练集和验证集用于卷积神经网络模型的训练和验证，测试集用于分类性能的测试。通过 Shell 脚本编程对训练集和验证集的图片进行标签标注，其中正常人群的标签为 0，左心室肥厚人群的标签为 1。

　　对原始心电图像进行预处理的过程主要包括心电图像转灰度值和灰度值的归一化。同时需要将原始图像数据转化为 LMDB(lightning memory-mapped database manager)格式，才能被基于 Caffe 搭建的深度网络所识别。

　　2) 卷积神经网络结构

　　在完成数据准备后，就可以利用 Caffe 框架定义卷积神经网络结构。左心室肥厚分类网络的结构包括：数据层、卷积层、池化层、全连接层及非线性层。

如图 7.30 所示，单通道 CNN 结构为：INPUT→[CONV→POOL] *2→Full Connection→RELU→Full Connection→[Accuracy]LOSS。

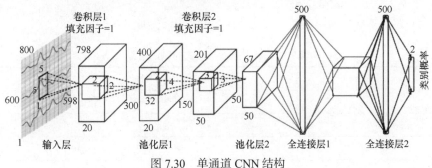

图 7.30　单通道 CNN 结构

输入层：输入图片是大小为 600 像素×800 像素的单通道图像。数据缩放因子为 0.00390625，即将输入数据由 0~255 归一化到 0~1。

卷积层 1：卷积核个数为 20，卷积核尺寸(kernel_size)为 5×5，卷积输出跳跃间隔(stride)为 1，边缘填充(padding)为 1，权值使用 xavier 填充器，偏置采用常数填充器，输出大小为 598×798×20 的数据。

池化层 1：采用最大值下采样(Max Pooling)方式，下采样窗口尺寸为 2×2，跳跃间隔为 1，边缘填充为 1，输出大小为 300×400×20 的数据。

卷积层 2：卷积核个数为 50，卷积核尺寸为 4×2，边缘填充为 1，卷积输出跳跃间隔为 2，权值使用 xavier 填充器，偏置采用常数填充器，输出大小为 150×201×50 的数据。

池化层 2：采用最大值下采样方式，下采样窗口尺寸为 3×3，跳跃间隔为 3，输出为 50×67×50 的数据。

全连接层 1：卷积核个数为 500，输出大小为 500×1 的数据。另外图 7.30 中卷积层和全连接层内跟随了一个非线性层，并采用 ReLU 作为非线性映射函数。训练时包括一个损失层，其损失函数采用 SoftmaxLoss。还有一个分类准确率层，只在测试阶段有效，用于计算分类准确率。

全连接层 2：卷积核个数为 2，输出大小为 2×1 的数据。

为了防止模型存在过拟合，在层内参数中均加入了权值衰减，将 cost function 加入规范项。

网络训练时的超参数设置，包括测试迭代次数(test iteration)、测试间隔(test interval)、学习速率(learning rate)、动量因子(momentum)、学习速率调节策略(learning rate policy)等。超参数设定完毕后，可以开始训练卷积神经网络。

3) 系统测试

单通道输入模式共有 3634 张测试图片，12 通道输入模式共有 3727 张测试图片。为了避免训练、验证及测试阶段存在人员重叠，均以单次整段记录得出的图片数据集为最小单位进行数据集分配。表 7.11 和表 7.12 分别是单通道输入模式与 12 通道输入模式的测试结果。

(1) 单通道输入模式。

表 7.11　单通道输入模式的测试结果

预测值	真实值	
	健康	左心室肥厚
健康	1679(A)	8(B)
左心室肥厚	8(C)	1939(D)

注：表格中 A, B, C, D 是为了简化后续指标计算的公式而设定的符号，无实际意义。

根据表 7.11 的测试结果，可以计算出：

$$\text{准确度} = \frac{A+D}{A+B+C+D} \times 100\% = \frac{1679+1939}{1679+8+8+1939} \times 100\% \approx 99.56\%$$

$$\text{特异度} = \frac{A}{A+C} \times 100\% = \frac{1679}{1679+8} \times 100\% \approx 99.53\%$$

$$\text{敏感度} = \frac{D}{B+D} \times 100\% = \frac{1939}{1939+8} \times 100\% \approx 99.59\%$$

(2) 12 通道输入模式。

表 7.12　12 通道输入模式的测试结果

预测值	真实值	
	健康	左心室肥厚
健康	1777(A)	3(B)
左心室肥厚	20(C)	1927(D)

根据表 7.12 的测试结果，可以计算出：

$$\text{准确度} = \frac{A+D}{A+B+C+D} \times 100\% = \frac{1777+1927}{1777+3+20+1927} \times 100\% \approx 99.38\%$$

$$\text{特异度} = \frac{A}{A+C} \times 100\% = \frac{1777}{1777+20} \times 100\% \approx 98.89\%$$

$$\text{敏感度} = \frac{D}{B+D} \times 100\% = \frac{1927}{1927+3} \times 100\% \approx 99.84\%$$

2. 智能服务设计

1) 诊断引擎设计

用户通过移动设备发送数据，在本服务中，接收数据的形式为图片；服务器接收请求，存储图片数据，并调用诊断服务接口；诊断服务接口根据接收到的参数，调用不同的网络模型完成相应的诊断；诊断结果作为响应返回至用户端，在前端页面上展示诊断结果。图 7.31 为诊断引擎结构图。

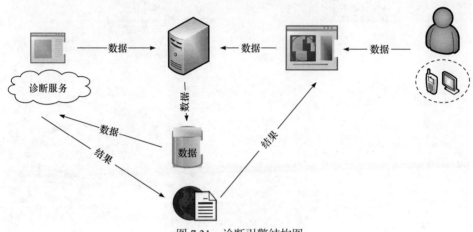

图 7.31　诊断引擎结构图

2) Web API 设计

(1) API 调用原理。Web API 即 HTTP 请求接口。常用的编程语言可以启动 HTTP 请求(通过第三方库或本地 API)。用户使用适当的参数对服务器发出 HTTP 请求，服务器处理请求并将结果返回给用户。

(2) API 调用鉴权。在账户下创建的每个应用程序都将生成一组对应的 api_key，以确定用户是否有权调用 API，在进行 API 调用时必须提供对应的一组 api_key 参数。

(3) API 调用参数。调用 API 需要根据需求传输参数。调用需要采用 POST 请求，将参数写进请求体中。

3. 服务功能验证

通过智能设备访问页面进行整体功能验证，步骤如下：首先用户单击"心电图诊断"按钮，弹出提示框并指示用户上传图片数据，然后单击"下一步"按钮开始心电诊断，最后返回诊断结果。前端展示页面如图 7.32 所示。

本节基于深度学习理论，直接采用心电图纸图片作为原始输入，提出了基于卷积神经网络的左心室肥厚诊断算法。该算法主要包括图像准备及预处理、卷积神经网络结构设计、卷积神经网络训练和卷积神经网络测试四个部分。图像准备及预处理部分设计了两种图片输入方式,一种方式将 12 导联图像拼接为一幅图像作为单通道图像输入,另一种方式则将 12 导联图像组成一个 12 张图片的集合分别输入 12 通道,并分别设计和训练了两种深度网络的诊断模型。针对两类图片输入方式分别实现了两种诊断模型,并集成为智能云医生的诊断服务,最终的测试表明,模型的诊断性能(敏感度、特异度、准确度)均达到 99%。

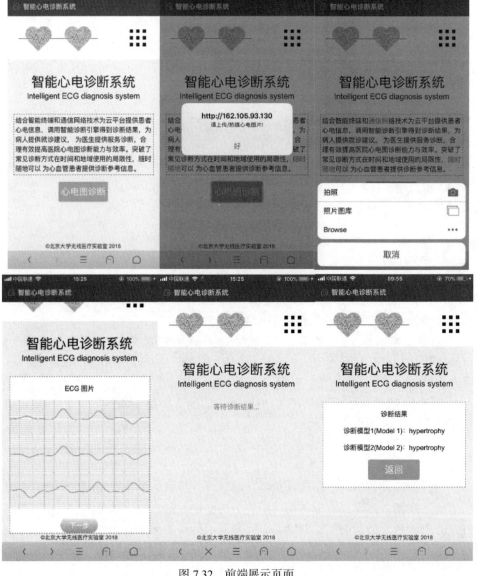

图 7.32　前端展示页面

整个智能诊断服务基于 Flask 框架搭建，用户通过移动设备发送数据，服务器接收请求，存储数据，并调用诊断服务接口；诊断服务接口根据接收到的参数，调用不同的网络模型完成相应的诊断；诊断结果作为响应返回至用户端，在前端页面上展示诊断结果，实现了左心室肥厚智能诊断服务的测试验证。

7.5 本 章 小 结

本章针对智慧医疗的慢性病管理应用、智慧养老应用和移动智能服务应用三个智慧医疗的应用进行了较详细的介绍，分别介绍了其应用背景、国内外现状、总体设计和关键技术，并给出了项目应用的具体效果展示。在这些具体的应用案例中涉及了新型传感技术、物联网技术、云平台技术、图像处理技术、计算机技术、数据挖掘技术、机器学习技术和人工智能技术的综合应用，为开发新型的智慧医疗服务提供了参考。

参 考 文 献

[1] Kelly B B, Narula J, Fuster V. Recognizing global burden of cardiovasculardisease and related chronic diseases[J]. The Mount Sinai Journal of Medicine, 2012, 79(6): 632-640.

[2] Greiser K H, Kluttig A, Schumann B, et al. Cardiovascular diseases, risk factors and short-term heart rate variability in an elderly general population: The CARLA study 2002-2006[J]. European Journal of Epidemiology, 2009, 24(3): 123-142.

[3] 卫生部心血管病防治研究中心编著. 中国心血管病报告 2013[M]. 北京: 中国大百科全书出版社, 2013.

[4] Amin S U, Agarwal K, Beg R. Genetic neural network based data mining in prediction of heart disease using risk factors[C]. IEEE Conference on Information and Communication Technologies, Thuckalay, 2013: 1227-1231.

[5] Alizadehsania R, Habibia J, Hosseinia M J, et al. A data mining approach for diagnosis of coronary artery disease[J]. Computer Methods and Programs in Biomedicine, 2013, 111(1): 52-61.

[6] Chitra R, Seenivasagam V. Review of heart disease prediction system using data mining and hybrid intelligent techniques[J]. Journal on Soft Computing, 2013, 3(4): 2229-2256.

[7] Alizadehsani R, Habibi J, Bahadorian B, et al. Diagnosis of coronary arteries stenosis using data mining[J]. Journal of Medical Signals and Sensors, 2012, 2(3): 153-159.

[8] Shi Q, Zhao H, Chen J, et al. Study on TCM syndrome identification modes of coronary heart disease based on data mining[J]. Evidence-based Complementary and Alternative Medicine, 2012: 697028.

[9] Karabulut E M, İbrikçi T. Effective diagnosis of coronary artery disease using the rotation forest ensemble method[J]. Journal of Medical Systems, 2012, 36(5): 3011-3018.

[10] Lahsasna A, Ainon R N, Zainuddin R, et al. Design of a fuzzy-based decision support system for coronary heart disease diagnosis[J]. Journal of Medical Systems, 2012, 36(5): 3293-3306.

[11] Karaolis M A, Moutiris J A, Hadjipanayi D, et al. Assessment of the risk factors of coronary heart events based on data mining with decision trees[J]. IEEE Transactions on Information Technology in Biomedicine, 2010, 14(3): 559-566.

[12] Zhao H H, Chen J X, Hou N, et al. Identifying metabolite biomarkers in unstable angina in-patients by feature selection based data mining methods[C]. 2nd International Conference on Computer Modeling and Simulation, Washington, 2010: 438-442.

[13] Shi J, Dong M C, Sekar B D, et al. Prognose coronary heart diseases through sphygmogram analysis and SVM classifier[C]. 7th International Conference on Information, Communications and Signal Processing, Macau, 2009: 1-4.

[14] Lee H G, Noh K Y, Ryu K H. A data mining approach for coronary heart disease prediction using HRV features and carotid arterial wall thickness[C]. International Conference on BioMedical Engineering and Informatics, Sanya, 2008: 200-206.

[15] Tsipouras M G, Exarchos T P, Fotiadis D I, et al. Automated diagnosis of coronary artery disease based on data mining and fuzzy modeling[J]. IEEE Transactions on Information Technology in Biomedicine, 2008, 12(4): 447-458.

[16] Lee H G, Noh K Y, Park H K, et al. Predicting coronary artery disease from heart rate variability using classification and statistical analysis[C]. 7th IEEE International Conference on Computer and Information Technology, Aizu-Wakamatsu, 2007: 59-64.

[17] Oresko J J, Jin Z, Cheng J, et al. A wearable smartphone-based platform for real-time cardiovascular disease detection via electrocardiogram processing[J]. IEEE Transactions on Information Technology in Biomedicine, 2010, 14(3): 734-740.

[18] Mitra R N, Pramanik S, Mitra S, et al. Pattern classification of time plane features of ECG wave from cell-phone photography for machine aided cardiac disease diagnosis[C]. 2014 36th Annual International Conference of the IEEE Engineering in Medicine and Biology Society, Chicago, 2014: 4807-4810.

[19] Shi G J, Zhang G, Dai M. ECG waveform data extraction from paper ECG recordings by K-means method[J]. 2011 Computing in Cardiology, Hangzhou, 2011: 797-800.

[20] 罗仁. 美国移动医疗 APP：新颖到主流之路[J]. 中华医学信息导报，2014, 29(11):18.

[21] 动脉网. 国内外心血管智能硬件分析报告[EB/OL]. [2019-05-16]. https://max.book118.com/html/2019/0311/80/5062045002012.shtm.

[22] Xu S, Zhang Z, Wang D X, et al. Cardiovascular risk prediction method based on CFS subset evaluation and random forest classification framework[C]. IEEE 2nd International Conference on Big Data Analysis, Beijing, 2017.

[23] Wei Y Z, Duan X H, Jiao B L, et al. Electrocardiographic criteria for the diagnosis of left ventricular hypertrophy based on data mining[C]. 10th Biomedical Engineering International Conference, Hokaido, 2017.

[24] Sun Z Y, Duan X H, Nie X H, et al. A screening system for myocardial ischemia based on pathophysiological vectorcardiogram[C]. International Conference on Sensing, Diagnostics,

Prognostics, and Control, Shanghai, 2017.

[25] Nie X H, Duan X H, Yin M X, et al. Hybrid monitor belt: A non-invasive health monitoring system with flexible printed ECG Array[C]. 3rd IEEE International Conference on Computer and Communications, Chengdu, 2017.

[26] Luo G H, Duan X H, Sun Z Y, et al. Design of a passive multi-tag RFID hospital entry/exit detection system based on data mining method[C]. International Conference on Sensing, Diagnostics, Prognostics, and Control, Shanghai, 2017.

[27] Chen H T, Wei Q Y, Wei L, et al. A novel algorithm based on Hanning-windowed tri-section independent component analysis for remote heart rate detection[C]. International Conference on Biological Information and Biomedical Engineering, Shanghai, 2018.

[28] 陈新. 黄宛临床心电图学[J]. 北京: 人民卫生出版社, 2009.

[29] 孙宁玲, Chen J W, 王继光, 等. 亚洲高血压合并左心室肥厚诊治专家共识[J]. 中华高血压杂志, 2016, 24(7): 619-627.

[30] Bacharova L. Left ventricular hypertrophy: Disagreements between increased left ventricular mass and ECG-LVH criteria: The effect of impaired electrical properties of myocardium[J]. Journal of Electrocardiology, 2014, 47(5): 625-629.

[31] 何永辉, 赵建祥, 邓新桃, 等. 高血压左心室肥厚影响因素分析[D]. 北京: 中国科学器材公司, 2015.

[32] 冯亚晓. 高血压左室肥厚伴左心衰竭心脏彩色多普勒超声特征分析[J]. 基层医学论坛, 2017 (14): 1820-1821.

[33] 李兆柱, 黎文, 张自肖. 心脏彩超对高血压左心室肥厚伴左心衰竭的临床诊断意义[J]. 深圳中西医结合杂志, 2016, 26(24): 57-58.

[34] 杨志军. 高血压左心室肥厚伴左心衰竭的心脏彩超特点分析[J]. 临床研究, 2016, 24(6): 47.

[35] 李苏雷, 智光, 穆洋. 心电图与超声心动图诊断原发性高血压导致左心室肥厚的对比研究[J]. 中华保健医学杂志, 2017 (2): 118-121.

[36] Afkhami R G, Tinati M A. ECG based detection of left ventricular hypertrophy using higher order statistics[C]. 23rd Iranian Conference on Electrical Engineering (ICEE), Tehran, 2015: 1-5.

[37] Cuspidi C, Sala C, Casati A, et al. Clinical and prognostic value of hypertensive cardiac damage in the PAMELA Study[J]. Hypertension Research, 2017, 40(4): 329.

[38] Peguero J G, Presti S L, Perez J, et al. Electrocardiographic criteria for the diagnosis of left ventricular hypertrophy[J]. Journal of the American College of Cardiology, 2017, 69(13): 1694-1703.

[39] Li F F, Karpathy A, Johnson J. CS231n: Convolutional neural networks for visual recognition [EB/OL]. [2015-05-21]. http://cs231n. stanford. edu.

[40] Ruder S. An overview of gradient descent optimization algorithms[J]. arXiv:1609.04747, 2016.

[41] Sharma R, Singh S N, Khatri S. Medical data mining using different classification and clustering techniques: A critical survey[C]. 2nd International Conference on Computational Intelligence and Communication Technology (CICT), Ghaziabad, 2016: 687-691.

[42] Liu G, Song M. Application of a BP neural network based on principal component analysis in ECG diagnosis of the right ventricular hypertrophy[C]. 2nd International Conference on Information and Computing Science, Manchester, 2009: 32-34.

第8章 智慧医疗的典型应用(Ⅱ)

8.1 概 述

5G 的高带宽、大连接和低时延的特点，不仅使得智能设备的连接更加方便，其中云、边、端相结合也提供了各种新型应用模式，特别是为智慧医疗的各种应用提供了高性能的基础设施，从而给医疗应用和健康领域带来了新的创新应用，本章将继续对智慧医疗在突发救治、智慧医院、精准医疗和医疗教育等场景的关键技术和应用进行介绍，为未来 5G 和智慧医疗的创新实践提供参考。

8.2 突发救治应用

8.2.1 应用背景

在紧急情况或危机情况下，急救人员和志愿者将执行救生任务，这些任务可以是常规的，也可以是非常规的。对于每种情况，在院前急救中心或医院间运送患者期间，都会派遣救护车作为应急救援车辆[1]。急救中心需要快速反应，通常需要在 8min 内，将患者从事故现场转移到最近的医院。救护车作为院前急救系统的一部分，在快速转运和抢救患者中不可或缺。救护车技术的进步可以提高急救人员的效率，从而挽救更多的生命。

8.2.2 国内外现状

1. 远程控制超声波扫描

West Midlands 5G 是英国首个旨在加速 5G 部署的全区 5G 试验台，它正在与英国国家健康基金会(National Health Service，NHS)和英国伯明翰大学医院(University Hospital Birmingham，UHB)合作，通过在公共 5G 网络上演示远程控制超声波扫描，展示 5G 如何改变医疗保健和急救服务[2]，该演示由 UHB 著名的模拟实验室医疗器械测试和评估中心主持，该模拟实验室位于转化医学研究所。WM5G 将 5G 连接救护车的新型急救服务概念带入了日常生活，并为一线员工提供新技术，创建了一个新的设施，以便在最合适的环境下对患者进行诊断和分诊。

该演示模拟了一个现场的医护人员在能够实时解析超声图像的临床医生的远程指导下,对患者进行超声扫描。超声设备由临床医生远程操作的操纵杆来完成,它通过实时 5G 网络向医护人员佩戴的触觉手套发送控制信号。

触觉手套会产生微小的振动,将医护人员的手引导到临床医生希望超声波传感器移动到的地方,这使得临床医生可以远程控制传感器的位置,同时实时查看回传的超声图像。此外,救护车上还安装一个摄像头,它将覆盖患者和护理人员的救护车内部的全景高清晰度图像传输到位于临床医生工作站上的第二个屏幕上,具体如图 8.1 所示。

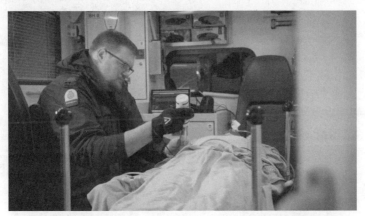

图 8.1　通过触觉手套,临床医生可以远程控制传感器的位置

图像通过高带宽 5G 进行传输,因此临床医生可以同时观看医护人员进行的超声检查,并随时关注救护车内的整个场景(图 8.2)。5G 为临床医生提供了比以前更清晰、更可靠的图像。这种新的扫描方式使得超声扫描能够由医护人员在现场进行,并由临床医生远程检查,这将给患者和 NHS 带来许多好处[3]。

2. 智能救护车

英国移动电信运营商 O2 与三星设备、Visionable 视频合作软件、Launchcloud 数据应用软件开展合作,结合各自的专业知识为救护车辆[4]配备一系列尖端技术,开发智能救护车。

(1) Visionable 视频合作软件支持多用户的实时会议,提供具有专利技术的图像技术,支持医疗场景(如扫描)的应用。

(2) Launchcloud 数据应用软件具有各种通信工具。其通过 API 与许多应用程序进行集成,包括 Salesforce、OneDrive 和 Microsoft Dynamics。

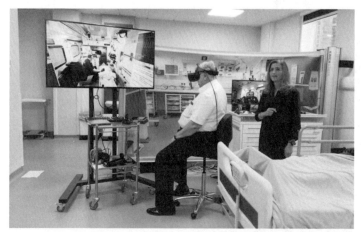

图 8.2　医生和医护人员还可以戴上 VR 头盔，以便临床医生可以看到
救护车内部的实时视频和特写图像

(3) 三星平板电脑用户提供连接到下一代 5G 网络的能力，实现强大的功能集，支持数据动态更新。

5G "智能救护车"采用最新的监测和远程咨询技术，模拟紧急呼救，使医护人员可以使用车载设备进行检查，收集数据并与临床医生进行远程通信。医护人员将能够诊断出患者的病情并推荐适当的治疗方法和下一步措施。目的是使医护人员能够通过移动专家咨询进行车载治疗，提高现场诊疗和救治能力，减少入院患者的数量，最终减轻医院资源的压力。

3. 5G 城市医疗应急救援系统

5G 急救车患者体征数据采集传输演示如图 8.3 所示。

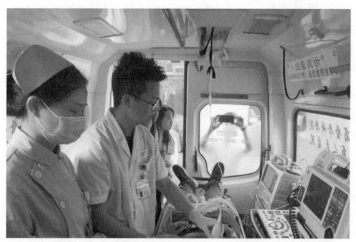

图 8.3　5G 急救车患者体征数据采集传输演示

　　全国首个 5G 城市医疗应急救援系统在四川省人民医院正式上线，该系统以 5G 急救车(图 8.4)为基础，配合人工智能、AR、VR 和无人机等创新应用，随车医生可以立即利用 5G 医疗设备为患者完成验血、心电图、B 超等一系列检查，并通过 5G 网络将医学影像、患者体征、病情记录等大量生命信息实时回传医院，院内医生可实时为患者做初诊，实现院前院内无缝联动，快速制定抢救方案，提前进行术前准备，免去急诊等待时间，患者不用重复做检查，就能根据实时的初诊结果分流到相应科室进行治疗[5]。

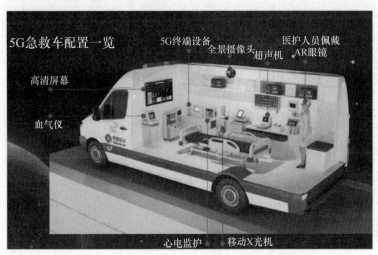

图 8.4　5G 急救车

8.2.3　总体设计

　　5G 智慧医疗急救系统包括 5G 智能救护车、5G 智能协作网络、院前急救中心三个部分，如图 8.5 所示。

　　1. 5G 智能救护车

　　智能救护车技术的进步主要体现在以下三个方面。

　　(1) 智能交通：包括与救护车设计、调度、访问、控制、位置识别和车辆交通通信相关的救护车技术。主要目的是开发相关技术，方便患者的位置识别，规划将患者送往最近医院的最快路线，这些技术有助于实现 8min 的急救医疗服务的响应时间，并降低死亡率和致残率。

　　(2) 电子健康(E-Health)：指与信息和通信技术有关的救护车技术，可以改善对患者健康状况的预防、诊断、治疗、监测和管理。该类技术可以让救护车内的患者和医院急诊科的医务人员之间进行信息互动。此外，电子健康还包括远程医疗和 m-Health 技术。这些技术可以通过共享紧急情况下的关键信息来提高存活率，为急诊医生做好准备，迎接患者的到来。

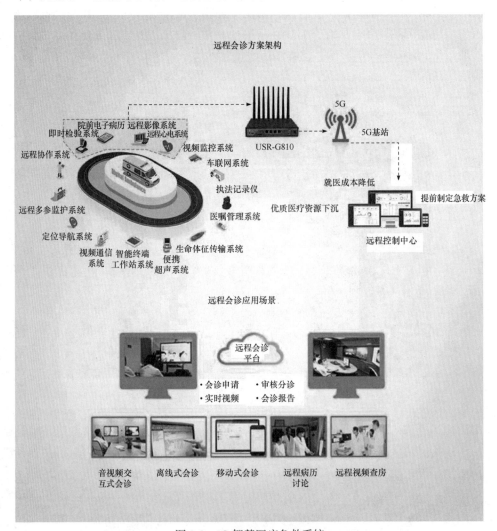

图 8.5　5G 智慧医疗急救系统

(3) 5G 基础设施：包含保证网络通信流量和服务质量的技术，支持智能交通技术和 E-Health 技术在院前急救中发挥应有的作用，否则系统将无法顺利运行。该基础设施主要是搭建基于各种媒介，如光纤电缆、无线和卫星的智能化的柔性宽带网络，5G 网络技术的引入可以改变医疗急救服务在智能城市中的运作模式。

2. 5G 智能协作网络

依托 5G 网络连接的协作车辆边缘计算框架[6,7]可以通过横向和纵向协作来支持更多可扩展的车载服务和应用程序，构建 5G 智能协作网络。协作车辆边缘计算框架旨在克服单个边缘计算解决方案的有限功能。

CVEC(collaborative vehicular edge computing framework)体系结构可以在多个方面支持协作。一方面，它可以通过域间和域内协作来组合不同的边缘计算解决方案，以优化边缘计算资源。另一方面，CVEC 可以在云计算、边缘计算和本地计算之间协作资源。如图 8.6 所示，CVEC 中的协作包括两类：横向协作(X 协作)和纵向协作(Y 协作)。

X 协作包括域间协作和域内协作。对于某些应用场景，可以同时存在多个边缘计算单元或代理，通过域间合作实现这些边缘计算单元或代理之间的有效协作。例如，包括移动边缘计算中心 MEC、雾计算节点和云接入点之间的协作。

Y 协作表示各个层之间的协作可能性。CVEC 的每一层分别对应一种不同级别的计算资源，具体而言，其基础结构层、边缘计算层和核心计算层分别对应于本地计算、边缘计算和远程云计算的计算资源。通过垂直方向的 Y 协作，CVEC 可以轻松地实现卸载并保证服务质量，从而提供出色的用户体验。

3. 院前急救中心

院前急救中心所提供的 5G 远程急救服务是依托智慧医疗物联网框架中的智慧医疗数据服务平台构建的新型医疗服务，依托 5G 网络，在 5G 车载协作计算框架的配合下，它可以与院外的智能救护车保持实时、可靠的连接，接收患者的各项车载医疗检查报告、实时生命特征信号、全景救治场景，并连接院内专家进行实时、远程的救治指导。

8.2.4　关键技术

1. 移动云计算

移动云计算(mobile cloud computing, MCC)[8]最简单的形式是提供一种基础设施，提供数据存储和数据处理的资源与能力。移动云应用程序将计算能力和数据存储从移动电话转移到云中，不仅将应用程序和移动计算带给智能手机用户，还带给更广泛的移动用户。移动云计算由三个主要部分组成：移动设备、无线通信装置和包含数据中心的云基础架构，如图 8.7 所示。

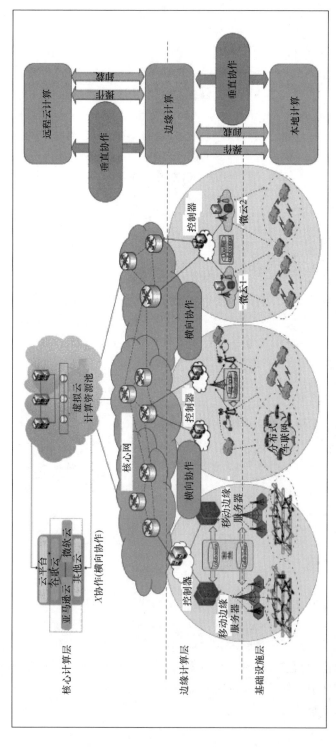

图8.6 CVEC的体系结构

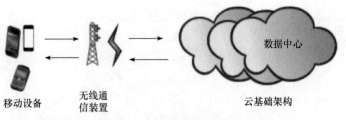

图 8.7　移动云计算总体视图

移动云计算的关键技术之一是用于移动云计算分流的计算卸载技术。计算卸载是将计算密集型应用程序组件发送到远程服务器去执行的技术，目前业内已经提出了用于移动设备上的多种计算卸载框架，能够按不同的粒度级别进行区分，并将组件发送并卸载到远程服务器进行远程执行，扩展和增强移动云计算的功能。

2. 移动边缘计算

目前移动云计算被广泛采用，可以将无线设备的计算和数据存储任务转移至远程的云平台中，从而增强无线设备的计算能力。但由于云服务器通常与无线设备相距遥远，这种方案可能无法满足新兴 5G 应用程序对于计算时延的严格要求。为了克服这些限制，移动边缘计算(mobile edge computing，MEC)可以作为一种新的解决方案，通过部署在无线网络的边缘，并提供类似云平台的计算服务，形成分布式的 MEC 服务器，在 MEC 中无线设备可以将计算密集型和时延关键型的任务卸载到附近的接入点(access point，AP)或蜂窝基站(base station，BS)中进行执行，从而满足计算量大且时延敏感任务的计算时延要求，提供更低的时延性能。

3. 雾计算

雾计算将网络边缘设备和云平台无缝集成，是一种更有效的解决方案。雾计算是一种基于地理分布的计算体系结构[9]，网络边缘的各种异构设备连接在一起，共同提供弹性的计算、通信和存储服务。雾计算的最突出特征是将云服务扩展到网络边缘。雾计算通过汇集本地资源，使计算、通信、控制和存储更接近最终用户，同时数据均由地理分布的网络边缘设备进行传输和处理，因此数据传输时间和网络传输量大大减少。总而言之，雾计算的范式可以有效地满足实时或对时延敏感的应用程序的需求，并显著地缓解网络带宽瓶颈。

雾计算架构在终端设备和云之间添加了额外的资源丰富层，以应对低时延、高可靠性、安全性、高性能、移动性和互操作性方面的挑战。雾平台由大量的雾节点组成。雾节点包括各种网络边缘设备和这些设备中的管理系统，甚至包括一些虚拟化边缘数据中心。雾计算在边缘用户和云之间架起了桥梁。一方面，雾节点主要通过 5G、蓝牙等无线连接方式与终端设备和用户连接以独立提供计算与存储服务。另一方面，通过互联网与云连接雾节点可以充分地利用云计算和存储资源。雾计算范例将有效地服务于低时延数据分析和决策。

需要强调的是，雾计算是云计算的扩展，而不是云计算的替代品。雾节点处理并存储由传感器和边缘设备生成的这些数据。然后，剩余有价值的数据将传输到云服务器进行存储或下一步处理。通过与传统云计算模型的协作，雾计算将帮助云计算更有效地发挥其价值，并成为更绿色的计算平台。

4. 移动小蜂窝技术

移动小蜂窝[10]是移动中继和小蜂窝的融合，它允许移动用户四处走动并连接附近的运营商网络。移动小蜂窝利用标准的无线电接口技术与服务宏小区基站进行连接。移动小蜂窝可以安装在火车、公共汽车、救护车中，并作为一个单元使用，从而提高频谱效率、吞吐量和信号质量，并减少信令开销。此外，移动小蜂窝通过对所有连接的用户执行一次切换操作来减少车辆中移动用户的切换活动。救护车内的用户常常会遇到的信号与干扰加噪声比(signal to interference plus noise ratio，SINR)、较低的吞吐量、较差的信号质量及多次切换问题，由于移动性高，网络连接可能断开，当移动车辆成为移动小蜂窝时，可以借用救护车的强大连接能力，保证救护车内各种 5G 医疗设备和终端设备的稳定连接，避免了车辆内多个终端与外部移动网络连接时，终端拥挤和金属壁的穿透损失造成的通信质量下降。

5. 网络切片

网络切片最早是欧盟 5G 基础设施公私合作伙伴关系的一个项目，致力于将网络切片作为 5G 网络的基础技术，并解决用户尤其是垂直行业用户在终端管理、网络控制和协调新服务方面遇到的困难[11-14]。网络切片技术的三个案例分别是 5G 智能电网自修复、5G E-Health 联网救护车和 5G 智能城市智能照明，它们分别代表了能源公用事业、智慧健康、智能城市的三个典型垂直应用场景。在 5G E-Health 联网救护车的案例中，联网救护车将充当紧急医疗设备和可穿戴设备的连接集线器，从而能够将数据实时上传目的地医院中正在等待的急诊团队。图 8.8 为基于网络切片的 5G 虚拟网络。

网络切片的基本原理是把 5G 网络中各个资源如无线网、传输网、核心网和终端进行虚拟化，无线网的切片主要是"切"协议栈功能和时频资源，并进行虚拟化，传输网络切片运用虚拟化技术，将网络的链路、节点、端口等拓扑资源虚拟化，5G 核心网通过模块化实现网络功能间的解耦和整合，基于全新的服务化架

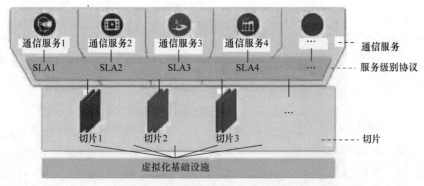

图 8.8　基于网络切片的 5G 虚拟网络

构，将网络功能解耦为服务化组件即核心网的切片。多用途终端支撑应用数据到切片的映射，这些虚拟化的资源均可以根据需要进行重组和分配，即通过切片编排管理，网络切片可以让运营商在同一套硬件基础设施上切分出多个虚拟的、端到端的逻辑网络，每个网络切片从接入网，到传输网，再到核心网均进行逻辑隔离，通过网络切片的不同编排，可以适配各种类型服务的不同特征需求，从而满足大容量、低时延、超大容量接入及多业务支持的需求。

5G 网络支持下的智能救护车是 5G 在突发救治方面的典型应用，5G 网络的部署将彻底改变急救医疗服务的模式，使得无人机和救护车在急救服务中的功能得到提升与增强，已逐步在国内外开展演示验证和实际运行。5G 网络结合云计算、雾计算等边缘计算框架，在移动小蜂窝、网络切片新技术的支持下，可以让远程视频急救指导、AI 诊断、AI 辅助急救、患者状态信息传递等都能得以实现，大大减少了危重患者的确诊时间，提高了紧急救护的效率，可以有效地降低医疗成本。

8.3　智慧医院应用

8.3.1　应用背景

智慧医院是包括政府数据平台、人口健康机构、支付机构、医院、社区和各种医疗服务提供商在内的综合化、现代化、智能化、虚拟化、数字化的新型医院服务模式，它是未来人类社会万物互联生态系统的一部分。

智慧医疗应用的核心关键技术在于依托互联网技术，特别是 5G 无线智慧医疗物联网技术，构建医疗大数据的平台，汇聚医院的全部数据，包括医疗对象、医疗设备、医疗环境、医疗资源、医疗运营和医疗监管等全方位、全流程和全覆盖的数字化信息，搭建一个全新的医院数字孪生系统，并借助大数据技术的应用，开发丰富多彩的医疗人工智能技术，应用于医院的各种日常业务和运营之中，改善医院的运行效率，提高医疗诊治水平，以确保患者能够方便地获得高质量的医疗服务。

8.3.2 国内外现状

1. 全数字化智慧医院

汉伯河医院[15]是北美地区第一家全数字化医院。在它的走廊里，有机器人在分拣药物，安排和监督术后患者进行服药，完成日常生命特征测量上报。自动引导车运送午餐托盘到病房，并在患者完成用餐后将托盘送回厨房，完成清洗消毒。机器人完成采血，将血样从患者床前运送到实验室进行化验，并把结果录入数据平台，供医生查看治疗效果。每位患者、护理人员和医生均佩戴实时定位装置，通过部署在医院中的网络，实现全程定位，并根据患者的呼叫，或者大数据平台主动要求最近的可用医护人员响应患者的呼叫。而患者的家属可以跟踪亲人在医院的全部治疗过程，包括从入院、到手术、再到康复的全流程信息。

2. 电子医疗信息系统

澳大利亚的悉尼基督复临安息日医院已改造成一家拥有电子病历系统、收集和集中信息的电子医疗信息系统，该系统实现了医院与其他参与者之间的实时数据共享和连接，如果法律允许，医疗和健康数据可以进一步与索赔和付款数据，甚至健康行为数据集成在一起。通过运行允许临床人员和患者在数秒内访问数据的移动应用程序，医生可以快速地获得患者的医疗健康状态，为患者提供精准的医疗建议和咨询服务。

3. AI 应用

IBM 的 Watson 肿瘤学正在斯隆-凯特林(Memorial Sloan Kettering)癌症研究所和克利夫兰诊所进行开发[16]。IBM 还与 CVS Health 进行合作，研究 AI 在慢性病治疗中的应用，并与强生公司合作分析科学论文，以寻找药物开发的新联系。IBM 和 Rensselaer Polytechnic Institute 合作开发了"通过分析、学习和语义赋予健康授权"(Health Enhancement by Analytics, Learning and Semantics, HEALS)的项目，探索使用 AI 技术增强医疗保健[17,18]。

微软公司的汉诺威项目与俄勒冈州健康与科学大学奈特癌症研究所合作，分析医学研究，以预测患者最有效的癌症药物治疗方案[19]。微软公司的其他项目包括肿瘤进展的医学图像分析和可编程细胞的开发[20]。

英国国家卫生服务局(UK National Health Service)使用谷歌的 DeepMind[21,22]

平台，通过移动应用程序收集的数据来检测健康风险。

腾讯公司正在开发多个医疗系统，包括 AI 医疗创新系统(artificial intelligence medical image system，AIMIS)，可以通过"微信智慧医疗"提供 AI 驱动的诊断医学成像服务，并开发互联网医院项目"腾讯 Doctorwork"[22]，意图结合互联网的连接能力和智慧医疗辅助引擎，打造新型的联网智慧医院。

8.3.3　总体设计

智慧医院的范围主要包括三大领域。第一个领域是面向医务人员的"电子病历"。第二个领域则是面向患者的"智能服务"，主要指医院，特别是三级医院利用互联网、物联网等信息化手段，为患者提供预约诊疗、候诊提醒、院内导航等服务。第三个领域是面向医院管理的"智慧管理"，具体来讲，医院运用大数据技术进行内部管理，相当于配备了"智慧管家"。例如，医院综合运营管理系统，可实现药品、试剂、耗材、物品等物流全流程追溯，以及资产全生命周期管理。图 8.9 为智慧医院总体架构。

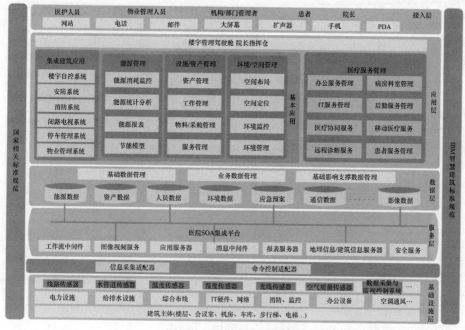

图 8.9　智慧医院总体架构

由于智慧医院中涉及的对象数量巨大，医疗数据的数量很大，出于有效处理和存储目的，智慧医疗均会建立一个存储数据的云平台。收集的数据通过 5G 网络传输到各个部门，以进行进一步的分析和决策。病理学家和医生借助 AI 模型，从收集到的已注册患者的各类数据中分析和诊断异常，如细胞组织样本的检查报告、扫描报告、X 射线报告、涂片图像等。开发的 AI 模型能够通过在短时间内分析大量同类数据来诊断受影响的组织，从而加快进一步的治疗程序。

一旦患者注册，智慧医院就会开始收集该患者的各类数据，患者的医疗诊断记录将被存储，并可由医生或其他人员(包括患者)通过注册过程中生成的唯一 ID 进行查看和访问，同时患者可以通过移动设备远程拜访相关医生，而医生可以为注册患者提供远程医疗支持。患者可以佩戴智能可穿戴 IoT 设备[23]，由机器人护士及医院实施的 AI 工具和技术来监视与分析其健康状况。与 AI 工具配合使用的智能病理实验室，可自动进行疾病预测。

智能超级管理员和管理员等医院管理者可以通过智能在线移动门户，完成整个智能医院的管理。人工智能接待员保留所有患者登记信息、病房/病床状态、专科医生记录和医务人员记录。带有嵌入不同传感器的智能垃圾箱，以感应垃圾箱的状态，可轻松、及时地进行废物管理，从而可以降低疾病的传播可能性。智能血库可以根据大数据平台的分析报告，统筹安排血库的储备和使用，减少紧急情况下的处理和等待时间。

智慧医院的架构中还包括了一个必不可少的 5G 智能网络基础架构，提供医院内部和与外部连接的 5G 通信网络服务，通过部署毫微微、微微、微蜂窝的小型 5G 基站，可以支持大量设备(医疗器械、医生、护士、患者的智能终端)的同时接入，覆盖范围约为 30km，用户超过数万个，从而提供高速、无缝、安全、低时延的互联通信能力，实现远程诊断和手术。

综上所述，物联网设备、大数据平台、AI 服务能力和 5G 通信服务的结合与集成，能够将医院的传统信息化医疗架构提升为新型智慧医疗服务架构。

8.3.4　关键技术

1. 医疗物联网

物联网是一种全球网络基础设施，通过利用数据捕获能力和通信能力将物理与虚拟对象连接起来。物联网将提供特定的对象识别、传感器和连接能力，作为独立开发的协作服务和应用程序的基础。物联网以高度自治的数据捕获、事件传输、网络连接和互操作性为特点。医疗物联网系统架构与其他物联网的架构类似，一般也分为三层：感知层、网络层、服务层。

感知层：该层是医疗物联网的信息来源和核心层。智慧医院中布置了大量的各类传感器，包括医疗检查设备、病房监护设备、患者监护设备、医疗治疗设备、安全防护设备、医生终端、护士终端、收费终端等所有的"物"，它们内置的传感器将实时地收集各种传感器数据，通过内置的联网能力，接入智慧医疗的大数据平台，从而实现医院的全方位、全流程、全时段的智能感知。

网络层：该层又称传输层，包括接入网和核心网，提供透明的数据传输能力。网络层以 5G 移动通信网络为骨架，结合医院内部有线网络、无线接入网络或者无线传感器网络等多种通信手段，实现智慧医院的全范围覆盖，实现医院内部的万物互联，使得感知层的信息可以发送到数据中心。同时，网络层为医护人员和管理人员的大规模医疗应用提供了一个高效、可靠、可信的网络基础设施平台。

服务层：该层又称应用层，包括医疗物联网数据管理子层和医疗物联网应用服务子层。医疗物联网数据管理子层提供复杂数据和不确定信息的处理，如重组、清理和合并，并通过面向服务的体系结构、云计算技术等提供目录服务、市场对市场服务、服务质量、设施管理、地理信息等。医疗物联网应用服务子层将信息转化为内容，为上层企业应用和终端用户提供良好的用户界面，如物流供应、灾害预警、环境监测、健康检测[24]等。

2. 医疗大数据平台

智慧医院的核心架构是医疗大数据平台，与医疗物联网聚集"物"类似，医疗大数据平台聚集的是"数据"，覆盖医院的日常业务和运营活动，特别是医疗服务业务的各种过程数据，以患者的电子病历数据为中心，包括门诊记录、检查报告、化验报告、影像报告、病理报告、诊断报告等，构建患者的数字化全息画像，提供基于"数字虚拟人"的智能诊疗服务。医疗大数据平台中包括医学报告、药物报告、医学文献等医疗数据库数据，也包括医疗物联网的服务层所产生的各种患者数据，如体征状况、患者睡眠、患者影像、患者轨迹等，以及整个医院环境产生的各种数据，如物流、安防、废物、气水电、办公等运营数据等。

医疗大数据平台一般包括一个提供数据层服务的数据中心，以及提供应用服务的应用服务层，它们共同支撑了智慧医院的各个运营部门的应用和医疗服务应用，特别是基于人工智能技术的智慧医疗服务，如智能阅片、智能诊疗、移动医疗、远程医疗等。

为了确保数据的连通性，所有实体必须按照预定的信息标准[12]来进行数据的汇聚，数据的收集、存储、传输、使用规则必须保持一致，以确保数据得到适当使用并保证安全，保护患者的个人隐私[14]。智慧医院可以看成信息的聚合器，负责整合数据、存储数据，并使其他人或各种智能应用可以按照安全标准进行访问，因此，医疗大数据平台必须按照数据规范标准体系和安全规范标准体系来建设。

3. AI 技术

AI 算法所能完成的任务是需要借助计算机系统来完成人的工作，如图像识别、语音识别、图像分析和智能决策等，它能够帮助用户最大限度地利用现有资源，特别是医疗大数据平台中的历史数据和实时数据，为患者提供最佳治疗方法的辅助决策，此外还提供远程医疗、疾病诊断[25]、健康监测[26]、紧急服务等智慧医疗服务，可以有效地延长重症患者的预期寿命，保障人民健康生活。

依托医疗大数据中汇聚的历史诊疗记录，可以开发多种人工智能算法，通过集成人工智能算法，可以进行疾病的精确检测和预测，如"腾讯觅影"基于腾讯公司深度学习技术，对数十万张肺部 CT 影像数据进行学习和分析，获得的模型可以实现对可疑结节的精准定位，并进行全方位良恶性判别，为医生发现肺癌提供全方位的辅助，从而提高医生诊断效率和准确率。医疗大数据的运用可以使模型的智能化程度和诊断准确度不断提高，增强了医疗单位的诊疗能力，使患者能从中受益，同时也将简化诊疗流程，避免医疗事故的发生，提高医院的服务效率，提升运营能力。

在智慧管理方面，一个例子是通过对智能楼宇系统与智能处理系统的紧密集成，人工智能技术可以实现能量管理、空间管理、资产管理、服务管理，以实现医院日常运行的智能化与高效率。

智慧医院是现代医院的数字化、信息化改造的升级，通过在医院部署 5G 网络，并建立医疗物联网平台，实现医院所有实体的万物互联和智能汇聚，建设医疗大数据平台，汇聚医疗服务和医院运营的相关数据，并在大数据的基础上，开发各种智能服务系统，为医院中的患者提供新型的智慧医疗服务，为医院的管理者提供智慧管理服务，并依托 5G 网络的高速率、大容量和低时延的特点，能够直接连接到社区、城市和农村的各类人群，为边远地区的患者提供智能远程医疗服务，打造智慧医疗一体化服务生态，提升局域医疗服务能力，构建一个辐射全国范围的虚拟智慧医院，大幅度地促进医疗服务的交流，为实现全社会的普惠医疗提供一条切实可行的路径。

8.4 精准医疗应用

8.4.1 应用背景

精准医疗是以个体化医疗为基础，以临床应用为导向，随着基因组测序技术和生物信息与大数据交叉应用的快速进步而发展起来的新型医学概念与医疗模式。其本质是通过基因组、蛋白质组等组学技术和医学前沿技术，对大样本人群和特定疾病类型的生物标志物进行分析、鉴定、验证与应用，从而精确地找出疾病发生的原因和治疗的靶点，并对一种疾病的不同状态和过程进行精确分类，最终实现对特定疾病和患者进行个体化精准治疗的目的，提高疾病诊治与预防效果[27]。

精准医疗主要包含四个方面的特征。首先，在研究模式上，精准医疗在测序基因组的同时，搜集其所有表型信息，并把基因和表型大数据结合起来，通过计算机模型计算，寻找可能的基因层次致病原因；其次，在诊断模式上，精准医疗会根据个体的基因信息组、蛋白质组和代谢组进行全方位的诊断；再次，在治疗方式上，精准医疗可以根据个人基因指导进行药物设计生产，并且可以针对基因实现个体用药，并对药物的代谢和毒理进行评估；最后，在治疗效果上，精准医疗不仅降低医疗资源耗费，也会降低药物及治疗方案的副作用，提升药物的针对性治疗效果[28]。

精准医疗在基因突变检测、药物敏感度评估和药物疗效的预测性判断上的应用前景十分广泛。例如，在泌尿外科，针对肾癌和前列腺癌的患者，精准医疗可以通过癌基因测序，实现免疫治疗的效果预测。在肾癌的治疗上，通过基因检测能够判断预后趋势，评估免疫药物和靶向药物是否敏感，是否存在遗传因素的影响等；在前列腺癌的治疗上，精准医疗会评估内分泌治疗的效果，并对新型内分泌药物在不同疾病特点和基因突变情况下的疗效进行预测。除此之外，精准医疗在结直肠癌的治疗、骨盆与髋臼骨折的诊治、帕金森病的诊治、感染性疾病的诊治和遗传性疾病的诊治方面也具有非常大的应用潜力。

8.4.2　国内外现状

美国于 2015 年提出了精准医疗计划，并资助美国国立卫生研究院、美国癌症研究中心、美国食品药品管理局及美国国家医疗信息技术协调办公室开展了大量研究[29,30]，具体包括百万人群队列研究，为疾病的发病风险预测提供数据基础和研究平台；肿瘤形成机制及相关治疗药物研究，关注癌症靶向治疗；数据库开发和监管机制的建立，保障相关技术应用的安全性、准确性和可靠性；信息数据相关标准的设立，保护患者的隐私和信息安全等。美国精准医疗计划的研究目的主要是将个体疾病的遗传学信息用于指导药物研发、疾病诊断或个性治疗。

精准医疗在生物制药研发过程以发现、开发创新药和改善患者生存质量为目标，可以把研发一款新药平均耗时缩短至 9.6 年，11%的新药进入临床试验最终获得美国食品药品管理局的批准，而此前成功获批进入市场的新药不足10%。苹果、IBM 等巨头纷纷制定相应战略，相关的精准医疗研发工作也在推进当中。

随着国家对科技发展的重视和投入的逐步增加，同时精准医疗在疾病救治和保障健康安全方面的成效越来越显著，中国的精准医学研究也逐步被纳入到国家层面的顶层设计与统筹规划中。2015 年，我国科技部召开的精准医学战略专家会议将精准医疗的重点任务分为两个阶段[31]：2016～2020 年，组织实施"精准医学科技重点专项"，开展重点疾病的精准防治，加强监管法规和保障体系建设，增强创新能力；2021～2030 年实施"精准医学科技重大专项"，在已有疾病防治基础上扩展到其他重要的疾病领域。综合来看，我国精准医疗行业正处于起步阶段，与国外的发展基本同步，市场规模增长速度较快。

8.4.3　总体设计

精准医疗系统的框架可以分为四个部分，分别是临床信息学、精准测量方法、精准生物标记物和精准药物治疗。下面将详细介绍这四个部分。

1. 临床信息学

精准医学的基本思想是将临床信息、患者表型及基因蛋白谱进行整合，从而为患者量身制定精准诊断、预后评估及精准治疗的策略。将描述性的患者信息表型与大规模的组学数字化信息进行整合是精准医学的关键技术之一，涉及临床信息学中的大数据技术。例如，通过将慢性阻塞性肺病患者的数字评分与患者基因谱或蛋白质谱进行关联，如果能了解临床表型相关的基因或蛋白质信息，就可以探索疾病的分子机制，从而监测疾病的特异性、标志物的特异性等，判断治疗的敏感性、耐药性和预后评估，建立可被接受的、标准化的、可重复性的系统或模式，形成数字化的精准医疗模型。

2. 精准测量方法

无论是家族性或遗传性疾病，还是肿瘤、代谢、慢性炎症性疾病，都存在基因突变。鉴定体细胞的突变，检测单核苷酸的变异、插入或缺失、复制异常、结构变异及基因融合等，均需要高通量、精准的测量方法。测序技术近些年发展迅速，已经经过了四代发展，不断朝着精准化、快速化和低成本化的方向发展。第一代测序技术为 Sanger，第二代测序技术为 SOLiD，优点是通量大、精度高(99%)、价格相对低廉(千元以内)、速度快(3～5 天)，目前已经非常成熟。第三代测序技术利用脱氧核糖核酸(deoxyribonucleic acid，DNA)聚合酶，测序过程无须进行聚合酶链反应(polymerase chain reaction，PCR)扩增，可同时测甲基化，也可进行核糖核酸(ribonucleic acid，RNA)测序，但目前比前二代测序技术成本要高，通量和准确率也不够高；第四代测序技术刚起步，利用纳米技术，具有仪器体积小的特点，可以实现低廉、快速和精准的全基因组测序，预计未来技术成熟后会加速其在基因诊断中的应用。

3. 精准生物标记物

无论患者所患的是癌症还是罕见疾病,甚至类似慢性创伤性脑病的神经退行性疾病,相关的生物标记物均能够帮助临床医生更好地诊断出相应的患者,不仅诊断的方式更加简单,而且可以通过筛选出与特殊疗法相匹配的目标患者,从而实现更好的临床疗效及预后,相比传统的一刀切治疗手段具有更大的治疗优势。例如,曾一度被认为性质单一的弥漫大 B 细胞淋巴瘤(diffuse large B-cell lymphoma,DLBCL),通过高通量基因表达谱技术,发现该病症存在显著的分子学异质性,至少存在 3 种基因表达亚型,分别起源于 B 细胞分化的不同阶段,存在不同的基因激活特征,需要采用不同的治疗方案,预后也会不同。事实上,疾病基因学的复杂性决定了单一的组学研究很难系统、完全地解释某种疾病的整体生物学行为。因此,精准生物标记物是临床诊断和治疗中应用精准医疗的必要因素之一。

4. 精准药物治疗

精准医疗为开发新的高选择性特异靶向药物提供了新的契机。人类疾病遗传学验证的靶分子可用于精确开发更有效且低毒的靶向药物。例如,表皮生长因子受体酪氨酸酶抑制剂(epidermal growth factor receptor-tyrosine kinase inhibitor,EGFR-TKI)吉非替尼、埃罗替尼已作为临床 EGFR 突变的非小细胞肺癌(non-small cell lung carcinoma,NSCLC)靶向特异性治疗药物。靶向特异性药物在提高临床疗效方面已经取得巨大进展。

将携带特定的遗传学变化(异常基因融合突变、甲基化、乙酰化、蛋白过表达等)的人群进行测序分析,根据人类遗传学、基因组学、二代测序、信号通路、基因相互作用网络、分子调控、功能机制等最新研究成果,制定更安全有效的新治疗策略。

精准医疗也能用于鉴定临床相关微生物组的缺陷,从而揭示导致肠道微生物失衡或某些疾病的发生的机制。临床证据表明,通过整合疾病模型、临床研究、基因组学临床分析及数学模型,可以实现各种毒性微生物的鉴定,并能找到特异细菌分类的缺失与不同抗生素诱导感染发生之间的关联关系。

8.4.4 关键技术

精准医疗是在 DNA、RNA、蛋白质等组学技术发展的基础上产生的[32,33]。根据精准医疗技术的发展历程及临床治疗进展,精准医疗技术可以分为组学检测技术、生物信息学分析技术、临床应用大数据平台,以及其他临床相关技术,如表 8.1 所示[34]。

表 8.1　精准医疗技术分类

一级分类	二级分类
组学检测技术	基因组学
	表观组学
	转录组学
	蛋白质组学
	代谢组学
生物信息学分析技术	单组学分析
	多组学分析
临床应用大数据平台	与临床应用关联
	分子标志物验证平台
	生物样本库
其他临床相关技术	数据库、知识库及人工智能决策系统
	影像技术、微创手术、3D 打印技术等

(1) 组学检测技术：精准医疗最核心的技术，按照对象可以分为基因组学、表观组学、转录组学、蛋白质组学和代谢组学。其中，基因编辑技术可以对特定基因组位点进行精确的靶向性剪切，通过非同源性末端连接或者同源重组对断裂DNA 进行编辑。基因测序技术可以测定核酸 DNA 或 RNA 碱基排序，结合常规PCR、实时荧光定量 PCR、扩增阻滞突变系统 PCR、高分辨熔解曲线、液滴数字PCR 等基因扩增技术，目前主要应用于基因多态性分型、基因突变筛查、基因变异分析、基因表达水平监控、基因定性定量检测、遗传病检测、微量病原微生物基因检测、低负荷遗传序列鉴定、基因复制数变异和单细胞基因表达检测等方面。

(2) 生物信息学分析技术：综合利用生物学、计算机科学和信息技术，以计算机为工具，对生物信息进行储存、检索和分析，主要包括单组学分析、多组学分析等，可以实现基因集富集分析(gene set enrichment analysis，GSEA)、全基因组关联分析(genome-wide association study)等。通过与组织细胞在不同生理、病理、药物作用等条件下的基因表达谱印记进行对比分析，建立基因-疾病-药物之间的联系，用于癌症的精准药物研究，全面探究疾病发生发展的分子机制、生化通路及调控网络，并发现和鉴定新的特异性分子标志物与药物靶标，为骨科、肾病的精准医疗奠定基础。海量数据和复杂的背景导致机器学习、统计数据分析和系统描述等方法需要在生物信息学所面临的背景之中迅速发展，大数据算法的开发需要充分地考虑算法的时间复杂度和空间复杂度，往往需要使用并行计算、网格计算等技术来拓展算法的可实现性。

(3) 临床应用大数据平台:包括分子标志物验证平台、生物样本库等,巨量数据的处理要求,需要大数据处理、分布式高速存储、5G 高速网络通信等信息技术助力。采用包括监督学习、无监督学习技术,以及反向传播法、深度信念网络、卷积神经网络等人工智能技术,实现病变组织识别与诊断等。采用医疗信息语义分析系统技术,用词法、语义分析器,从自由文本形式的影像报告中提取患者的关键医疗信息。采用高性能计算,即能够处理大数据和执行大规模、复杂计算能力的计算机技术,预测由人类基因组变异导致的酶活性变化、遗传物质分析和基因诊断。基于因本体的生物信息学分析数据库,能对基因和蛋白质功能进行限定与描述,适用于各种物种的基因注释。可视化数字患者系统可以为患者分散存储在不同信息系统、不同医院的检查记录和诊疗信息提供索引功能,实现各种类型数据的整合分析。

(4) 其他临床相关技术:包括发射型计算机断层成像技术、三维重建技术、影像导航技术、3D 打印技术、纳米医疗技术等,在这些技术的应用中,5G 网络高速、低时延的特点,提供了关键用户体验的支撑。

精准医疗通过信息平台进行生物学信息分析,由于数据量的庞大,且可能会存储在分布式的大数据平台中,往往需要进行大规模的基因数据检索和传递,也需要利用大数据技术进行关联分析或信息提取,应用 5G 高速网络支撑的分布式高性能计算技术,最终实现基因信息检测、临床信息学整合、生物标志物筛选和精准的药物研发及治疗,把握生命科学的纵深发展、生物新技术的广泛应用和融合创新的新趋势,以基因技术快速发展为基础,推动医疗向精准医疗和个性化医疗发展。

8.5 医疗教育应用

8.5.1 应用背景

医疗教育运用远程通信技术来交互式地传递医疗教育信息,以开展远程医疗教学并提供远程指导服务为目的,是一种将现代医学、计算机技术和通信技术紧密结合的新型医疗教育模式,可以实现医疗资源的优化配置,为医疗资源短缺的地区提供高质量的医疗服务[35]。医疗教育的内容包括医学领域的最新进展、医药动态、课题研究成果、教学查房、手术演示等[36]。这种多媒体的教学形式更容易被学生接受,能够使学生带着兴趣去学习。

当前,我国社会经济发展不平衡导致医疗资源配置不均衡,优质医疗资源主要集中在东部发达地区的大城市，而中西部地区城市和农村地区的医疗资源严重不足。即使是在城市医疗体系中，国内医疗行业还存在医疗服务效率不高，质量参差不齐的问题，医学机构间学术交流和研讨开展困难，不能满足人民群众对于生命健康的幸福追求。远程医疗及远程医疗教育能够克服时间和空间给求医问诊造成的障碍，充分地发挥大型医学中心的医疗技术和设备优势，可以对医疗卫生条件较差地区提供远距离医学信息服务和医疗培训服务，是调整医疗资源分布失衡、加快基层医疗卫生服务体系建设、推进城乡医疗卫生服务均等化、缓解群众医疗问题的有效途径。远程医疗信息系统特别是远程医疗教育已成为我国在医药卫生体制改革的各类配套措施，特别是卫生信息化建设项目的重要组成部分，是深化医药卫生体制改革的重要推动力量[37]。

开展远程医疗教育主要具有以下几点优势。

(1) 医疗资源共享：远程医疗教育可以为远程诊断提供精准的诊断依据。通过实现医疗资源、人力资源的共享，可使医生突破地理范围的限制，帮助基层医生确诊某些疑难病症，提供医疗技术方面的支持。

(2) 业务系统融合：通过远程医疗教育和面对面医疗教育相融合，可以极大地提高医疗教育和医疗培训的质量，促进我国基层单位医疗人才的培养和医疗水平的提高，有效地缓解医疗资源不足和医疗资源不平衡的问题。

(3) 医疗信息共享：通过远程医疗教育可以共享患者的病历，包括检查、检验资料，从而有利于实现临床研究和远程会诊，大量的医学讲座、远程报告、远程示范等医疗教育资源的共享也有利于医疗人员终身学习能力的培养。

8.5.2　国内外现状

美国远程医疗教育发展经历了从 1.0 时代到 2.0 时代的演变。1.0 时代的远程医疗教育主要在医疗机构和医生之间展开。2.0 时代的远程医疗教育的特色是以患者为中心，通过发达的通信网络，将医生与患者联系在一起，结合患者的实际开展对应的医疗教育。日本医疗机构 2012 年开始对医疗资源短缺的地区开展远程医学影像诊断援助，如在缺乏解读影像医生的高知县安艺医院开展了远程医疗教育[38]。

欧洲的医疗水平一直位于世界前列，而且由于医疗资源较充足，虽然在发展远程医疗方面没有那么积极，但发展远程医疗教育，提高医疗效率是欧洲各国一直关注的。英国、德国、意大利和挪威就是具有代表性的国家。在英国，医生和护士可以通过网络在计算机软件的帮助下开展医疗教育，并对患者提出诊疗意见，和患者进行交互式沟通。在德国，从 2000 年初开始，远程医疗系统进入普及阶段，医疗教育作为重点建设的医疗系统之一，各医疗系统包括医院和各社区之间的合作通过远程医疗得到了加强。在意大利，远程医疗教育已经在很多中小型医院展开，提高了治疗的效果。在挪威，基于可视电话设备的远程医疗教育系统已经在挪威多家医疗机构得到应用，并广泛地应用于临床医生、护士、理疗大夫、职业治疗师等的医疗教学活动中[39]。

我国的远程医疗教育开始相对较晚，1988 年，解放军总医院通过卫星与德国一家医院进行的神经外科远程病例讨论，是我国首次现代意义上的远程医疗教育活动。随着计算机技术、通信技术、数字化医疗设备技术、医院信息化管理技术等一系列远程医疗核心技术的发展，我国远程医疗教育高速发展。近年来，国家在远程医疗方面不断地出台相关政策，卫生部通过 2000 年颁发的《卫生部关于在职卫生技术人员开展远程医学教育的意见》对远程医学教育给予了肯定和支持，从 2009 年的《关于深化医药卫生体制改革的意见》到 2018 年 4 月的国务院办公厅《关于促进"互联网+医疗健康"发展的意见》，再到 2019 年的国家发展和改革委员会等 7 部委《关于促进"互联网+社会服务"发展的意见》，可以看出我国政府对远程医疗事业的重视。其中"互联网+医疗健康"明确提出鼓励医疗联合体向基层提供远程会诊、远程心电诊断、远程影像诊断等远程医疗教育和远程医疗服务[40]，面向远程医疗、在线教育、智慧养老等领域，加快 5G 行业应用试点，推进 4G、5G、窄带物联网多网络协同发展，加速构建支持大数据应用和云端海量信息处理的云计算基础设施，支持政府和企业建设人工智能基础服务平台，面向社会服务提供人工智能应用所需的基础数据、计算能力和模型算法，提升社会服务基础设施智能化水平。

2020 年初，新冠肺炎疫情暴发期间，在 5G 技术的支持下我国远程医疗得到更加广泛的应用和发展：中兴通讯股份有限公司与中国电信四川分公司助力四川大学华西医院与成都市公共卫生临床医疗中心首次实现两例新型冠状病毒性肺炎 5G 远程会诊，以及 5G 远程医疗小推车在武汉火神山医院启用。远程医疗教育作为远程医疗系统中不可缺少的一环，在本次新冠疫情防控中起到了至关重要的作用。

8.5.3　总体设计

远程医疗教育系统(图 8.10)由远程医疗平台、远程会诊室、三级医院和基层医院组成，可以实现远程手术示教、在线医学教育培训、远程医疗教育协同和远程诊断指导等功能。

(1) 远程手术示教：可将省级或市级专家手术过程同步直播至下级和基层医院示教室，可以进行实时语音交流指导。

(2) 在线医学教育培训：在线医学教育培训集成最新医疗的各个专业题库，基层医院医生可通过网络登录该平台进行在线学习，并可以进行在线考核。

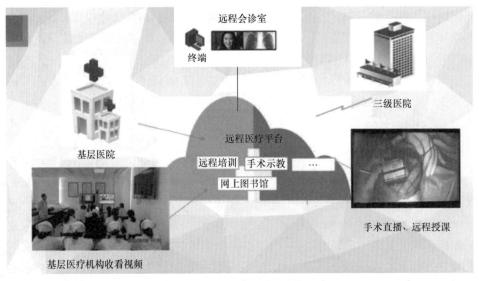

图 8.10　远程医疗教育系统

(3) 远程医疗教育协同：远程医疗教育系统可实现跨科室、跨医院甚至跨国界医学教育协同，如专家的视频演示、医疗经典案例学习、影像诊断的临床回顾等，实现医疗资源的高效共享，提升专业人才理论与技能。

(4) 远程诊断指导：通过远程会诊平台，上级医院专家在远程诊断的过程中可以对下级医院基层医生进行实时远程病理、心电、影像诊断的指导及答疑。

8.5.4　关键技术

医疗教育系统的关键技术包括远程手术示教、在线教育培训和远程医疗教育协同。

1. 远程手术示教

远程手术示教技术是通过手术直播示教，使观摩学习人员在会议室和办公室等场所就能参与并观看远程手术室现场的手术实况。在手术直播期间，示教医生可以实时地对手术过程中的诊断和操作进行讲解，同时也可以听到观摩学习人员所提出的疑问，在不影响手术效果的情况下，及时地进行解答。经过授权后，院方医护人员在示教室、医学专家在办公室、其他医疗机构在远程会诊室、医院管理者在院长办公室等地点均可以通过远程手术示教技术远程观摩手术室的实时画面和各种实时参数指标。同时，示教室、办公室、会诊室之间均可以就手术室情况进行远程实时讨论，并可与手术室医护人员进行实时对话，了解手术情况。

系统除了可以将手术室的现场情景全景图像实时地传递给各示教室，还支持手术相关的多种摄像系统及其他视频源设备的接入，如术野摄像机、全景摄像机、内窥镜和各种监护仪等，使手术观看者可以多角度、全方位地观看手术过程。5G网络的高速率、大容量和低时延传输特点可以实现同时、多设备的高清医疗影像信息传输，提升了手术示教的效果。实习医师、主刀医师、在线专家之间可实时语音互动或单向屏蔽。

2. 在线教育培训

在线教育培训是以"体系规范化、过程流程化、管理便捷化"为基础，实现"结果同质化"目标的医学教育教学管理平台，能够涵盖住院医师规范化培训，最终协助医院实现住院医师的全流程管理。

在线教育教学平台一般以多媒体信息为载体，依托云平台，通过移动互联网和互联网的随时随地、高速快捷的连接能力，学员与教师即使相隔万里也可以开展教学活动，借助网络课件，学员还可以随时随地进行学习，真正打破了时间和空间的限制，对于工作繁忙，学习时间不固定的医生和护理人员而言，基于 5G网络的在线教育培训是最方便的学习方式。

医学教育教学培训平台为不同角色身份的学员提供统一的信息注册，平台将根据不同类型的学员的培训目标制定符合人员培训的培训计划，同步记录培训过程，作为医院的医疗资源保存，便于指导老师和学员进行线上线下、随时随地回顾观看。培训过程中采用不断地培训和考核的交替来评估与验证培训质量，改进教学方法，改善教学模式。管理者将提取培训考核的数据，指导安排医疗从业人员的教育教学管理工作，并进行综合统计管理和人事绩效管理，制定人才的职业培养计划，实施人才团队的培养。

3. 远程医疗教育协同

远程医疗教育的关键是通过跨医院、跨区域甚至跨国界医疗教育协同，如专家的视频演示、医疗经典案例学习、影像诊断的临床回顾等，达成医疗资源的高效共享，实现专业人才理论与技能的提升。依托医疗云平台上数据的互联互通，基层医生可以利用碎片化时间就可以完成学习，随时随地掌握新技术，强化基层医疗力量，真正实现分级诊疗的实施落地。在人才培养领域，采取国内外联合教育的途径，并推行具体的、有针对性的人才培养方向，实现远程医疗指导、不定期人才培训、实践基地教学、基层医院临床人才定向培养，开展跨学科如医疗、大数据、信息技术、生物工程等高端人才培养。

通过多维度、多层次的合作，支持国家医疗服务体系的协同创新，推动医学大学生服务基层、到基层就业，探索建立基层医生合理流动与晋升机制，同时为政府及卫生行政部门等进行医疗大数据分析、有效控费，以及孵化大健康与大数据产业等提供人才储备支持。

目前，远程医疗教育已在我国的农村和城市逐渐得到广泛的应用，特别是在心脏科、脑外科、眼科、放射科及其他医学专科领域的治疗中发挥了积极作用。远程医疗教育可以惠及医疗行业的各个方面，包括患者、医护人员、专家、医疗结构、医疗厂商等，具有强大的生命力，也是经济和社会发展的需要。随着信息技术的发展，特别是高新技术如远程医疗指导手术、远程介入手术、远程机器人手术等应用的成熟，依托逐步完善和普及的 5G 通信基础设施，远程医疗教育技术必将会获得前所未有的发展契机。

8.6　本 章 小 结

智慧医疗是服务驱动的 5G 网络技术的重要应用场景之一，本章对智慧医疗中的突发救治应用、智慧医院应用、精准医疗应用和智慧医疗教育应用进行了概括性的阐述，分析它们的应用背景、总体框架和关键技术，我们可以看到在未来的智慧医疗应用中，医疗物联网、医疗大数据、人工智能技术将扮演推动性的角色，借助 5G 网络高速率、大容量和低时延所提供的移动云计算、移动边缘计算、雾计算能力，不仅为传统的突发救治医疗服务、远程医疗教育等带来新的发展能力，也为面向未来的精准医疗应用和智慧医院应用提供了发展基础，可以预见无论是面向人民群众健康需求的智慧健康服务，还是面向患病人群医疗需求的智慧诊疗服务，依托 5G 智慧网络为基础设施架构，融合物联网、大数据和人工智能，必将带来智慧医疗服务的崭新面目，完成服务健康中国的总体愿景。

参 考 文 献

[1] Pulsiri N, Vatananan-Thesenvitz R, Sirisamutr T, et al. Save lives: A review of ambulance technologies in pre-hospital emergency medical services[C]. International Conference on Management of Engineering and Technology, Portland, 2019: 1-10.

[2] 5G testbed demonstrates the ambulance of the future, today-smart cities world [EB/OL]. [2020-09-09]. https://www.smartcitiesworld.net/news/news/5g-test-bed-demonstrates-the-ambulance-of-the-future-today-4298.

[3] This 5G ambulance could be the future of emergency healthcare_ZDNet[EB/OL]. [2020-01-20]. https://www.zdnet.com/article/inside-the-5g-ambulance-that-could-let-doctors-treat-you-miles-from-the-hospital.

[4] O2 developing Smart Ambulance trial to revolutionise patient treatment and reduce hospital numbers-O2 The Blue[EB/OL]. [2020-01-20]. https://news.o2.co.uk/press-release/o2-developing-smart-ambulance-trial-to-revolutionise-patient-treatment-and-reduce-hospital-numbers.

[5] 5G+急救！患者上救护车就能做检查院内医生实时诊断[EB/OL]. [2019-05-17]. https://

scnews.newssc.org/system/20190517/000966030.html.

[6] Wang K, Yin H, Quan W, et al. Enabling collaborative edge computing for software defined vehicular networks[J]. IEEE Network, 2018, 32(5): 112-117.

[7] Akherfi K, Gerndt M, Harroud H. Mobile cloud computing for computation offloading: Issues and challenges[J]. Applied Computing and Informatics, 2018, 14(1): 1-16.

[8] Cao X, Wang F, Xu J, et al. Joint computation and communication cooperation for mobile edge computing[J]. 16th International Symposium on Modeling and Optimization in Mobile, Ad Hoc, and Wireless Networks, Shanghai, 2018: 1-6.

[9] Hu P, Dhelim S, Ning H S, et al. Survey on fog computing: Architecture, key technologies, applications and open issues[J]. Journal of Network and Computer Applications, 2017, 98: 27-42.

[10] Rehman I U, Nasralla M M, Ali A, et al. Small cell-based ambulance scenario for medical video streaming: A 5G-health use case[C]. 15th International Conference on Smart Cities: Improving Quality of Life Using ICT and IoT, Islamabad, 2018: 29-32.

[11] Wang Q. SliceNet: End-to-end cognitive network slicing and slice management framework in virtualised multi-domain, multi-tenant 5G networks[C]. IEEE International Symposium on Broadband Multimedia Systems and Broadcasting, Valencia, 2018: 1-5.

[12] Ahad A, Tahir M, Yau K A. 5G-based smart healthcare network: Architecture, taxonomy, challenges and future research directions[J]. IEEE Access, 2019, 7: 100747-100762.

[13] Selem E, Fatehy M, El-Kader S M A. E-Health applications over 5G networks: Challenges and state of the art[C]. 6th International Conference on Advanced Control Circuits and Systems, Hurgada, 2019: 111-118.

[14] Inside North America, sfirstalldigitalhospital[EB/OL]. [2020-02-01]. https://www.modernhealthcare. com/article/20160430/MAGAZINE/304309981/inside-north-america-s-first-all-digital-hospital.

[15] The robot will see you now: The atlantic[EB/OL]. [2020-02-01]. https://www.theatlantic. com/magazine/ archive/2013/03/the-robot-will-see-you-now/309216.

[16] Here's how IBM waston health is transforming the health care industry[EB/OL]. [2020-01-20]. https://fortune.com/longform/ibm-watson-health- business-strategy.

[17] IBM and rensselaer team to research chronic diseases with cognitive computing[EB/OL]. [2017-05-17]. https://newsroom.ibm.com/2017-05-17-IBM-and-Rensselaer-Team-To-Research-Chronic-Diseases-With-Cognitive-Computing?mhsrc=ibmsearch_a&mhq=chronic%20diseases.

[18] Cancer researchers embrace AI to accelerate development of precision medicine[EB/OL]. [2019-10-27]. https://blogs.microsoft.com/ai/jackson-lab-project-hanover.

[19] Microsoft will solve cancer within 10 years by reprogramming[EB/OL]. [2016-09-20]. http:// www.360doc.com/content/16/1006/19/29540381_596229663.shtml.

[20] Google 与 NHS, 这次谷歌也与医疗概念同框了[EB/OL]. [2016-05-05]. https://www.sohu. com/a/73496417_113707.

[21] Google deepmind targets NHS head and neck cancer treatment[EB/OL]. [2020-01-01]. http://news.bioon.com/article/6689241.html.

[22] How Tencent's medical ecosystem is shaping China' healthcare[EB/OL]. [2018-02-12]. https:// www.sohu.com/a/222328517_465957.

[23] Mohanta B, Das P, Patnaik S. Healthcare 5.0: A paradigm shift in digital healthcare system using artificial intelligence, IOT and 5G communication[C]. International Conference on Applied Machine Learning, Bhubaneswar, 2019: 191-196.

[24] Jia N, Zheng C. Design of intelligent medical interactive system based on internet of things and cloud platform[C]. 10th International Conference on Intelligent Human-Machine Systems and Cybernetics, Hangzhou, 2018: 28-31.

[25] Flores J L, Aristizabal M, Arias J A E, et al. Design of an intelligent system to support the diagnosis of patients[C]. 10th Iberian Conference on Information Systems and Technologies, Aveiro, 2015: 1-4.

[26] Chebanenko E, Denisova L, Serobabov A, et al. Intelligent processing of medical information for application in the expert system[C]. Ural Symposium on Biomedical Engineering, Radioelectronics and Information Technology, Yekaterinburg, 2020: 85-88.

[27] Carlsson B, Lindén D, Brolén G, et al. Review article: The emerging role of genetics in precision medicine for patients with non-alcoholic steatohepatitis[J]. Alimentary Pharmacology and Therapeutics, 2020, 51(12): 1305-1320.

[28] Apostolia M. Review of precision cancer medicine: Evolution of the treatment paradigm[J]. Cancer Treatment Reviews, 2020, 86: 102019.

[29] 徐鹏辉. 美国启动精准医疗计划[J]. 世界复合医学, 2015, 1: 44-46.

[30] 王冬, Frank B. 从精准医学到精准公共卫生[J]. 中华内分泌代谢杂志, 2016, 32(9): 711-715.

[31] 张华, 詹启敏. 精准医学的需求与挑战[J]. 中国研究型医院, 2015, 2(5): 17-25.

[32] 杨玉洁, 毛阿燕, 都恩环, 等. 中美两国精准医疗推进概况[J]. 精准医学杂志, 2020, 35(1): 87-89, 94.

[33] 于军. "人类基因组计划"回顾与展望: 从基因组生物学到精准医学[J]. 自然杂志, 2013, 35(5): 326-331.

[34] 都恩环, 黄佳文, 杨玉洁, 等. 精准医疗技术临床应用现状综述[J]. 中国卫生资源, 2020, 23(3): 265-270.

[35] Knopf A. How one large outpatient practice moved to home‐based telemedicine services[J]. The Brown University Child and Adolescent Psychopharmacology Update, 2020, 22(9): 1-5.

[36] Lopresti M A, Mcdeavitt J T, Wade K, et al. Letter: Telemedicine in neurosurgery—A timely review[J]. Neurosurgery, 2020, 87(2): 208-210.

[37] 鲍玉荣, 夏蕾, 马江博, 等. 基于网络服务技术的远程医学教育平台构建[J]. 解放军医学院学报, 2015, 36(12): 1263-1265.

[38] 牟岚, 金新政. 远程医疗发展现状综述[J]. 卫生软科学, 2012, 26(6): 506-509.

[39] 张志彬. 远程医疗的应用及发展现状研究[J]. 医疗装备, 2008, 21(12): 4-6.

[40] 王雅洁, 徐伟, 杜雯雯, 等. 我国远程医疗核心问题研究[J]. 卫生经济研究, 2020, 37(2): 68-70.

第 9 章　6G 时代畅想与智慧医疗未来之路

虽然 5G 网络刚刚正式商用和普及,但是国内外对于 6G 网络的研究已经开始。6G 也就是第六代的移动通信标准,其最大的作用是进一步地促进物联网的发展,预计其理论最快的下载速度可以达到每秒 1TB,预计会在 2030 年投入商用。和此前移动通信标准迭代类似的是,6G 相比于 5G 会在速度上更快,时延更小,6G 网络很有可能从毫米波频段扩展到太赫兹波频段,有望能够实现水下信号的覆盖。6G 网络是地面基站与卫星通信集成从而真正做到全球覆盖。通过卫星实现全球无缝覆盖,让老少边穷地区的患者也能享受到最好的医疗资源。6G 超大规模的连接能力可以在人口稠密的大城市,做到将每一个灯泡和遥控汽车都连入互联网中,此外,6G 也会覆盖更多的领域,形成一个大的技术整合。综上所述,6G 网络与 5G 网络相比,预计将具有以下特点。

(1) 6G 网络的峰值速率要达到太比特级。

(2) 用户体验速率达到吉比特级。

(3) 用户的时延接近实时处理海量数据。

(4) 无线网络的可靠性接近有线传输。

(5) 6G 流量密度和连接数密度比 5G 提升至少 10 倍,甚至千倍。

(6) 支持高速移动通信,不仅支持对高速铁路的通信覆盖,还支持对飞机的通信覆盖。

(7) 在频谱效率上能够有 2～3 倍的提升。

6G 网络在频谱的使用范围、使用效率、网络架构、功能、安全和 AI 方面都进行了全新的变革,2G 到 4G 把人类接入了互联网,5G 将通信网络带向万物互联,把各种平常使用的设备接入互联网,6G 将实现任何物和任何人,在任何时间和任何地点,在任何运动速度下接入互联网,6G 将实现在互联网上真正意义上的万物融合,最终迈向把人类接入互联网的人机万物一体的发展方向,即通过接触或非接触的脑机接口,实现人类意识的直接连接,可以打破目前医疗与人类之间的全部屏障,实现沉浸式的、融合的未来医疗服务。

9.1　未来通信与未来智慧医疗

在未来,通信与智慧医疗的结合将体现在医疗物联网。根据 Brandessence 的市场研究[1]，预计到 2024 年，医疗领域的物联网市场将超过 100 亿美元。这一增长预测还受到其他重要技术的影响。物联网与新的超高速 5G 移动无线、人工智能和大数据等技术一起发展，将这些技术与物联网相结合，很可能会彻底地改变医疗行业。例如，利用 5G 无线和人工智能的医疗物联网可以彻底地改变患者的远程监测与治疗方式[2]。

图 9.1 为智慧医疗物联网示意图。

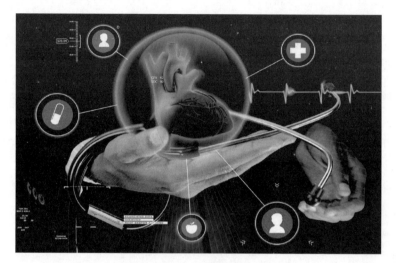

图 9.1　智慧医疗物联网示意图

物联网不仅对患者的健康有帮助，还能提高医疗行业工作人员的工作效率。简而言之，物联网是一种无处不在的计算，将带有微处理器和传感器的电子设备连接起来，以便相互通信并且都能接入互联网。医疗行业的物联网就是这种计算的一个很好的例子。例如，在一家医院里可以设置数百个智能电子设备，24h 监控患者的健康状况，相互通信，做出决策，并将信息上传至医疗云平台。接下来我们探讨未来物联网和医疗领域的三个关键问题。

1. 物联网如何在医疗领域有效应用？

下面列举了四个未来可行的物联网医疗案例。

(1) 在紧急情况下，从救护车上甚至从家里，感知并上传最新的患者信息到云端。

(2) 医疗设备能够进行自我维护。物联网医疗设备将感知自己的组件，检测低阈值，并与医务人员和医疗设备制造商进行通信。

(3) 物联网和可穿戴设备可以帮助家庭患者与医疗机构进行通信。

(4) 远程医疗是医疗实例中物联网的一种原始形式。物联网可以通过摄像机和其他电子执行器对患者进行观察，在某些情况下还可以进行远程治疗。

虽然不是所有的物联网设备都应该有一个传感器，但它们至少需要有一个无线电和一个给定的 TCP/IP 地址，以实现与互联网的通信。只要设备能够接入互联网，就可以被认为是物联网设备。所以，每一部智能手机都是一台物联网设备。一部智能手机如果有一套合适的医疗保健应用程序，可以帮助你检测疾病，改善你的健康状况。其中一个例子是皮肤癌检测应用程序，使用手机相机和 AI 驱动的算法来测试皮肤上的痣是否有癌变风险。其他的例子是睡眠、瑜伽、健身和服药管理应用程序等。不过，医疗监测保健不是智能手机的主要应用，一个专门的医疗物联网设备可以具备更多的能力。

(1) 智能手表。未来，随着传感技术和 AI 的发展，智能手表将会拥有更多健康监护功能，如情绪、心脏病、运动受伤等风险检测，并及时地提供精准治疗方案。

(2) 胰岛素笔和智能连续血糖监测(continuous glucose monitoring，CGM)。这些设备可以监测血糖水平，并将数据发送到专用的智能手机应用程序。糖尿病患者可以使用这些设备来检测他们的血糖水平，甚至将这些数据发送到医疗机构。未来，血糖检测可能从有创升级为无创，提高便利性[3]。

(3) 脑肿胀传感器。脑肿胀传感器被植入颅内，以帮助脑外科医生治疗严重的脑损伤，避免进一步的死亡肿胀。脑肿胀传感器可以测量脑部的压力，并且能够自行溶解在体内，而不会受到进一步的医疗干扰。

(4) 可消化的传感器。处方药被吞下后，一个微小的可消化的医疗传感器会向患者身上的可穿戴设备发送一个小信号，接收器再将数据发送到专用的智能手机应用程序。可消化的传感器可以帮助医生确保患者随时服药。

(5) 智能药丸。智能药丸可以穿越患者的肠道，并在行驶过程中进行拍照。然后，智能药丸可以将收集到的信息发送到患者身上的可穿戴设备，而可穿戴设备又会将信息发送到专门的智能手机应用程序。

由于物联网医疗设备收集的数据高度准确，可以显著地改善或最大限度地提高治疗效果。医疗机构和从业人员将能够最大限度地减少错误，因为所有的患者信息都可以快速测量并发送给医生委员会或医疗保健云平台。在这些医疗物联网设备上运行的 AI 驱动的算法也可以根据现有数据做出明智的决策或建议。如核磁共振仪、超声心动仪、CT 仪都可以成为医疗物联网中的设备，使用 AI 算法对医学影像进行处理和诊断。目前，AI 中的卷积神经网络已经应用于一些医学影像的初步处理和分类，未来 AI 很有可能具有医生级别的诊断能力[4]。

图 9.2 为具备人工智能的医疗物联网医学影像诊断。

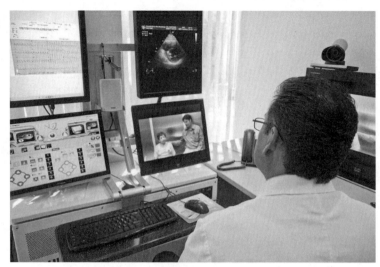

图 9.2　　具备人工智能的医疗物联网医学影像诊断

2. 物联网如何帮助医疗工作流程?

我们来探讨一个未来物联网医疗工作流程的例子。

(1) 传感器收集患者的数据或医生/护士输入数据。

(2) 物联网设备借助机器学习等 AI 驱动的算法来分析收集到的数据。

(3) 设备做出决定,是采取行动还是将信息发送到云端。

(4) 医生、保健医生甚至机器人都能根据物联网设备提供的数据做出可操作的明智决策。

3. 为什么医疗物联网是医疗的未来?

医疗物联网可以提供各种组件,如医疗小工具或智能服务应用。医疗物联网还可以提供医疗保健应用,如远程医疗、患者监测、药物管理、医学成像,还可以创造治疗不同疾病的新方法。

图 9.3 为医疗物联网智慧诊疗交互示意图。

医疗物联网并不是独立存在的。所有物联网设备及其网络都需要与其他技术相结合,以帮助医疗机构进行有意义的转型。如前面所述,物联网将彻底地改变医疗行业,但物联网也需要大数据、高速通信的支持,以及适当的安全性和合规性的标准规范。

5G 将提供医疗物联网所需的超低时延。AI 驱动的解决方案将使从设备集合中收集的数据变得有意义。大数据战略将使用 AI 算法来实时分析数据,并做出关键的健康决策。基于未来网络的虚拟化将有助于减少或摆脱医院的旧基础设施。

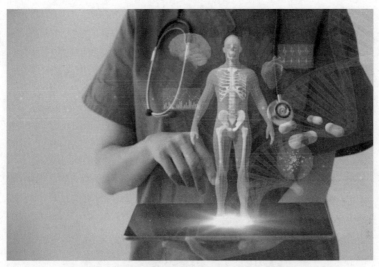

图 9.3　医疗物联网智慧诊疗交互示意图

物联网已经在使用这些技术中的大部分技术来帮助医疗保健的发展，而且这种进化只会继续下去。医疗保健和物联网迟早会变得密不可分，彻底改变我们对待医疗的方式[5]。

9.2　虚拟现实全息医生

虚拟现实技术是一种计算机技术，利用软件产生图像、声音和其他感觉，创造一种虚拟场景。而全息技术更为先进，不同于虚拟现实受限于软件平台，全息技术利用空间光调制等方法在空间中呈现裸眼的三维视觉。大多数生物医学成像技术要求医生从 CT、MRI 或其他设备收集的二维图像数据集中创建三维可视化，这是一个烦琐而耗时的过程。但更重要的是，这个系统并不能够准确或精确地表现患者的组织及器官，这将造成信息的缺失，使医生难以决定如何对患者进行最佳诊断和治疗。虚拟现实和全息技术通过为医生提供患者身体部位或器官的完整三维图像来解决这些问题。目前的系统已经可以从 CT 和 MRI 扫描的二维图像中获取数据集，并将其转化为三维可视化，但它们仍然停留在平面的二维屏幕上。当未来全息技术更进一步，将可以在实际的三维空间中创建一个虚拟物体[6]。

利用虚拟现实技术和全息技术可以从三个方面帮助医生：医学教学和训练、医疗模拟、医生虚拟到访。

1. 医学教学和训练

在医学教学和训练中，虚拟现实的其中一个应用是利用虚拟现实来帮助医生练习与要求苛刻的患者进行沟通。该应用让医生与要求开抗生素处方的患者进行角色扮演，目标是让医生说服患者不再使用处方药。虚拟现实在医疗培训和教育中的另一个应用是使用头戴式显示器来训练医生在压力情况下的行为。洛杉矶儿童医院正在使用 Oculus Rift 来训练医生如何在医疗紧急情况下治疗儿童，通过在高压力情况下使用虚拟现实，医生可以经历他们在真实情况下必须完成的工作过程。虚拟现实环境可以训练医生快速地做出决定，同时在紧张的环境中保持冷静[7]。

图 9.4 为虚拟现实的医患沟通训练。

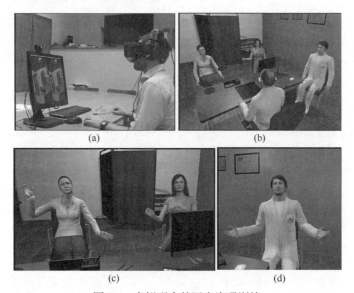

图 9.4　虚拟现实的医患沟通训练

2. 医疗模拟

虚拟现实用于培训医疗专业人员的目的是增强医疗专业人员的同理心。文献[8]显示虚拟现实增强了医疗专业人员对与年龄相关的健康问题的理解，并增加了他们对视力和听力损失或患阿尔茨海默病的老年人的同理心。

在医疗领域虚拟现实可以用于准备医生的手术。明尼苏达大学共济会儿童医院采用虚拟现实技术准备将连体双胞胎从对方身上取出的手术。利用 3D 成像和虚拟现实技术，手术团队能够制作出孩子重要器官的 3D 模型，然后在虚拟现实环境中进行检查。这样做可以让手术团队看到了他们本来不会看到的问题，使得手术团队修正了他们的手术计划[9]。图 9.5 为虚拟现实的器官模型交互界面。

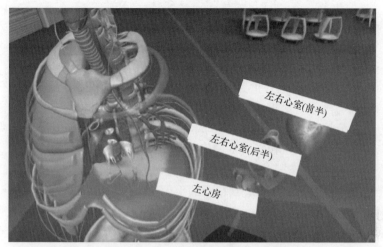

图 9.5　虚拟现实的器官模型交互界面

利用全息技术进行人体 3D 建模，医生将获得更清晰细致的视野和更好的交互体验。图 9.6 为全息成像的医学模型。

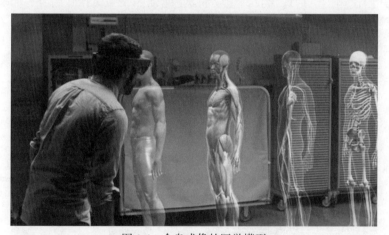

图 9.6　全息成像的医学模型

3. 医生虚拟到访

利用全息技术，医生可以"出席"远程的诊疗过程，即将医生的立体影像投放到其他城市甚至国家的医疗机构中，参与当地的问诊或手术治疗。例如，将北京的一位外科医生的全息影像投放到新疆的一个手术室中，同时，也将新疆的手术室内场景全息投放到北京的外科医生眼前，以进行一台远程的手术指导。当然，实现这一技术具有更大的难度和挑战。

9.3　全科 AI 医生

目前，AI 已经开始进入世界各地的医院。将 AI 引入医疗领域，并不一定是要将人的思维与机器对立起来，而是利用 AI 技术提高人类医生的医疗水平。

一方面，虽然各种医疗技术和医学检查为医生提供了诊断与治疗患者所需的所有信息，但医生的临床和行政责任仍然十分繁重，整理大量的可用信息是一项非常适合 AI 接手的任务。另一方面，AI 在医学上的应用不仅仅是能处理行政上的各种杂事。从强大的诊断算法到精准的手术机器人，AI 技术正在各个医学学科中开始崭露头角。很显然，AI 从现在到未来均会在医学领域占有一席之地，但我们还不知道 AI 未来可能发挥的具体价值。如果未来 AI 要成为患者护理团队的一部分，我们需要更好地进一步了解 AI 的特点，并与人类医生进行比较和衡量，如 AI 能够做出哪些具体的或独特的贡献？在医学实践中，AI 将在哪些方面发挥最大的帮助？AI 可能产生哪些潜在的危害？只有当我们回答了这些问题，我们才能开始预测，然后构建我们想要的 AI 驱动的未来医疗。图 9.7 为 AI 医生想象图。

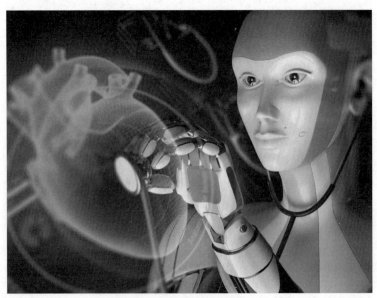

图 9.7　AI 医生想象图

虽然我们还处于 AI 发展的早期阶段，但 AI 在诊断患者方面已经和医生一样有能力，甚至比部分医生更有能力。英国牛津大学约翰-拉德克利夫医院的研究人员开发了一种 AI 诊断系统，在诊断心脏病方面，有至少 80%的诊断比医生更准确。在美国哈佛大学，一种智能显微镜可以检测潜在的致命性血液感染，智能显微镜的 AI 辅助工具是在一系列约 10 万张图像上进行训练的，这些图像来自于 25000 张用染料处理过的玻片，AI 可以对这些细菌进行分类，达到平均 95%的准确率。日本昭和大学的一种新的计算机辅助内窥镜系统可以以 94%的灵敏度、79%的特异性和 86%的准确率揭示结肠中潜在癌变的机理[10]。

在某些情况下，研究人员还发现，在一些需要快速判断的诊断挑战中，AI 可以胜过人类医生，例如，确定病变是否为癌症。2017 年 12 月发表在《美国医学会杂志》上的一项研究中，在时间紧迫的情况下，深度学习算法能够比人类放射科医生更好地诊断出转移性乳腺癌[11]。研究表明，虽然人类放射科医生在审查病例的时间不受限制时可能会做得很好，但在现实世界中，提升快速诊断的准确性可能会给患者带来更精准的治疗方案，提高患者生存率。

当需要审查肿瘤细胞的基因数据时，人类专家需要花 160h 到数天的时间来完成数据的审查与分析，并根据他们的发现来提供合理的治疗建议，而 IBM 公司的 AI 沃森系统只需要 10min 就能提供同样的可操作建议。谷歌公司最近公布了一个解析基因数据的 AI 工具的开源版本，用深度神经网络从 DNA 测序数据中快速精确识别碱基变异点，该 AI 工具在 precisionFDA 挑战赛中的表现是同类工具中最准确的[12]。图 9.8 为 AI 诊断模型。

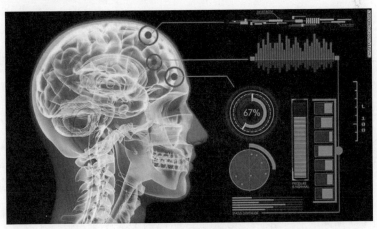

图 9.8　AI 诊断模型

在健康事件发生之前，AI 对健康事件的预测能力也比人类强。诺丁汉大学的研究人员发表了一项研究显示，通过对 378256 名患者的大量数据进行训练，AI 算法预测的患者心血管事件比目前的标准护理多 7.6%，即在大约 83000 条记录的测试样本中，相当于多发现了 355 名患者，预示着可以提前挽救患者的生命。同样值得注意的是，该 AI 神经网络算法的"误报"减少了 1.6%，即原来的方法高估了风险，可能导致部分患者进行了不必要的程序或治疗，这同样是非常危险的[13]。

在对大数据的处理和理解方面，AI 也许是最擅长和最有用的，而这些数据的处理对人类来说是非常困难的，这事实上正是日益增长的精准医学领域所需要面对的难点。很多 AI 的项目正在这个领域中进行探索，例如，人类诊断项目[14]正在填补这个空白，它将大数据机器学习与医生的现实诊疗经验相结合，构建一个可以供 80 多个国家的 7500 名医生和 500 家医疗机构访问的系统，以便帮助患者、医生、研究人员和医疗机构做出更明智的临床决策。

可以看出 AI 目前正在逐渐融入医学的各个领域，并取得了巨大的进展，甚至已超越了部分医生的能力，但 AI 的能力来源于数据，这些数据往往是局部的和静态的，而且与人类医疗历史相比也仍然是少量的，缺乏全局视角和患者视角，也没有处理人类疾病所必须具有的伦理意识，因此也不能完全取代人类医生，医生可以将 AI 作为一种工具，从今天开始构建他们想要的未来，这个未来应该是 AI 与人类医生一起构建全科 AI 医生，共同地做出最适合患者的未来医疗决策。

9.4　集成机器人的未来数字化手术室

未来 5G 智慧医疗的重点之一是重塑医院的心脏部门——手术室，为外科医生增加更多工作空间，让患者在手术台上接受 X 光和其他检查，无须跑遍整个医院去检查。同时还在开发机器学习和 AI 技术，以便让外科医生在手术之前、期间和之后都能充分地利用大数据，从未来手术室的计算机系统中获得指导。5G 技术可以使医生、患者和护士随时保持连接，并能随时与整个环境，包括手术室、检测仪器、手术仪器、手术机器人，甚至远程的医生，进行无缝融合，在基于 AI 的"智慧医院大脑"的协调指挥下，构建一个以患者为中心的物-物、人-物和人-人万物互联数字化医疗专用网络，为患者的医疗安全提供全范围的服务。

如图 9.9 所示，该手术室可以提供智能化的手术环境，包括不支持细菌生长的地板，可以进行智能化调整的无菌不锈钢墙面系统。智能化布线系统消除地板布线的危害；智能环境照明可以提供散热较少的照明方式，并促进空气流动和消除空气中的微生物，从而消除感染的威胁。

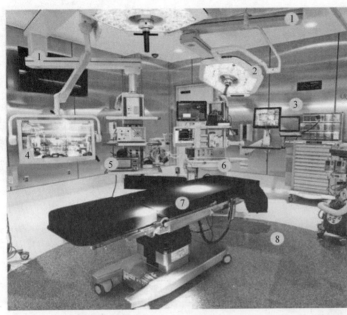

1. 模块化手术室
2. LED 手术照明子系统
3. 不锈钢智能墙壁子系统
4. 全景全信息监护子系统
5. 高频电刀子系统
6. 麻醉子系统
7. 智能手术床
8. 抗菌地板子系统

图 9.9　纽约长老会医院 David H. Koch 中心的门诊数字手术室

　　智能化的信息显示能力使得患者和家属将能够远程进行各种术前准备包括文书工作，并获得个性化的智能手环，其中包含他们的治疗时间表及术前和康复室的方向信息。患者家属可以从房间里的屏幕上看到医疗团队的信息，随时了解患者的状况。如图 9.10 所示，医生可以通过混合虚拟现实的装置，实现三维全息数据与现实世界的叠加，提供全息信息显示。在术前，特别是术中提供精准的信息指引，帮助医生解放双手，这样不但避免了传统影像引导方案中医生注视 LED 屏造成的分心，确保了手术安全执行，提升了手术成功率，同时也增强了医生实施高难度复杂手术的信心。医生在执行手术时，可以完全实现眼睛专注于患者，手服务于患者的沉浸式服务模式。

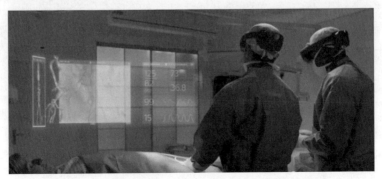

图 9.10　微软混合现实技术与飞利浦手术影像引导平台

　　数字手术室的关键角色是手术机器人。手术机器人的出现将机器人技术引入了手术室来协助外科手术，为人类的手术医疗带来了更高的保障与品质。在过去的 20 年间，手术机器人技术在茁壮成长，在应用场景上也已从较早的腹腔手术发展至目前的更多类别，如普通外科手术(针对腹腔的专业外科手术)、妇科、泌尿科、骨科、心脏介入、神经科及其他。如图 9.11 所示的达·芬奇手术机器人可以缩短住院时间，降低开支；其与 AI 技术的结合，可以做到更准确的切口、最佳的决策及更高的手术质量；可以消除医生手部的颤抖，提升手术的精准度；降低对于人体组织的伤害。

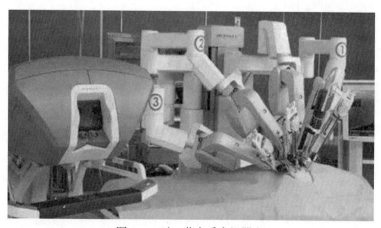

图 9.11　达·芬奇手术机器人

　　随着 5G 智能网络和手术机器人的引入，借助医疗智能感知与交互技术及 5G 网络通信，医生可以为身处异地的患者实现远程精准手术，远程诊疗正在成为现实，5G 技术的大带宽、低时延特性，可以实现触觉与视觉信息的实时人机交互，在本地机器人的协助下，使得远程手术成为可能，有利于边远地区的医疗水平提高。目前，5G 手术在国内外已逐步展开实践和验证，图 9.12 是 2020 年 9 月青岛大学附属医院为贵州安顺市的患者开展远程手术的照片，医生操作手术机器人系统的主操作手，通过 5G 网络连接 3000km 外的医院手术室，远程控制手术机器人系统的从操作手，进行机器人辅助腹腔镜下膀胱癌根治性切除术。整个手术过程中，手术机器人操作流畅，精准复现了远端医生的手术动作、精确到达手术部位，并顺利完成了对病灶的精细处理。

　　综上所述，随着 6G 智能网络的不断普及，结合数字手术室、混合现实技术、手术机器人和人工智能医院大脑等新一代信息技术，特别是 AI 技术和机器人技术，未来的智慧医疗技术具有广阔的应用前景，预计将开辟全新的医疗急救和医疗服务的崭新模式。

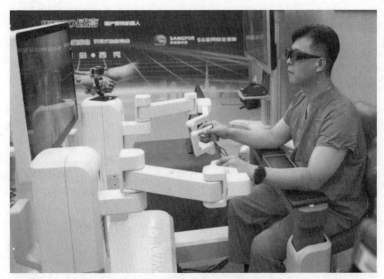

图 9.12　5G 手术远程操作

9.5　智慧养老与虚拟照护

随着生活水平的提高和社会的不断进步，老年人的人口比例逐步增加，老年人需要照顾和关爱，但人力资源的缺乏使得养老服务的需求和服务质量在国内外具有十分迫切的应用需求，针对老年人口的产品和服务缺口巨大的形势，智慧养老将成为未来养老建设的重点发展方向。

与传统养老院不同，虚拟养老院是一座没有围墙的养老院，依托 5G 网络和智慧家居装备，对老年人的居住环境进行全面适老改造，通过信息平台的建设，将分散居住的老年人纳入信息系统，由政府统筹指导，企业进行运作，实现对各类养老服务机构、家政服务机构、社区医疗健康和社区生活服务等全方位资源的整合，老年人可以根据自己的意愿和支付能力，在家中可以定制和享受各类专业的上门养老服务，可以大大减轻老年人独自居住或家属照护老年人所需承担的压力。虚拟养老院的优势十分明显，既可以解决养老院床位紧张的问题，也照顾到许多老年人不愿意离开家庭的心理，更是可以为老年人提供更加个性化、更便捷的养老服务。5G 网络技术的普及为虚拟养老院的构建提供了基础设施，使得各项养老服务的质量能够得到充分的保证和监管。

以图 9.13 所示的远程医疗及智能照护为例，老年人需要各自个性化、全方位的照护服务，这些服务包括健康监护、饮食起居、休闲娱乐、医疗护理等，依托基于 6G 智能网络的高速、大容量连接，可以借助物联网、大数据、人工智能、区块链等技术，为智慧养老提供了无限可能。图 9.13 给出了一个智能养老的应用场景[15]，通过大量老年人的数据收集，可以为老年人提供健康预警，通过智能传感，可以实现紧急救护，通过机器人辅助，可以提供老年人日常照护功能，通过远程连接，可以让社区医疗直接服务到家，甚至专科门诊直接连接到床边，从而降低安全风险，提高养老服务效率。

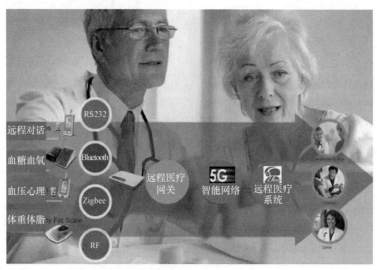

图 9.13　远程医疗及智能照护服务

随着 6G 网络的普及，各种新型的高科技设备能够借助网络实现互联互通和远程控制，如智能外骨骼可以帮助坐轮椅的老年人重新站立起来，脑电识别设备可以直接发出指令，指挥机器人为老年人提供服务，或者通过环境辅助生活系统，将家里的各类设施、装备和监护仪器智能化，共同连通在一个具有扩展性的智能物联网和大数据赋能的人工智能技术平台上，构建一个能够数字化的全景养老环境，对居家者的状态和养老环境进行实时分析，指挥家庭机器人快速做出判断与响应，服务于老年人的养老需求。如图 9.14 所示，养老机器人可以为老年人提供饮食等的日常服务，大大提高老年人独立生活的能力。

在基于家庭和病床的智慧养老中，借助 6G 智能网络的万物互联能力，以及云端人工智能服务能力，可以构建一个云端的虚拟养老院，实现老年人与老年人、老年人与护工、老年人与社工、老年人与医生和老年人与家属，包括老年人与养老机器人等日常化、多样化的人人连接，解决老年人在心理上的健康需求和人文关怀，也可以实现老年人与设备、老年人与社区、老年人与医院、老年人与城市等人物相连，结合各自智能设备包括机器人、智能家居、智能社区等物物互联，构建一个如图 9.15 所示的虚拟养老院，借助这种虚拟化的生活环境，可以有效地提高养老的服务效率和服务体验，从而成为未来的一种可持续发展的新型智慧养老模式。

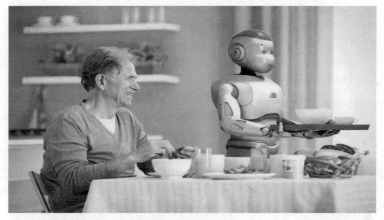

图 9.14　养老机器人

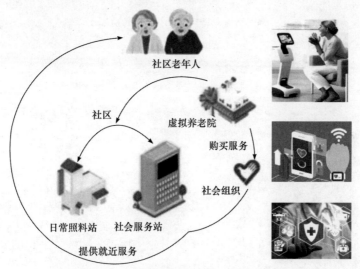

图 9.15　基于 6G 智能网络的虚拟养老院

9.6　全息治疗舱与虚拟医院

随着 6G 技术的发展，万物互联使得数据采集无处不在，而且预计会从大数据到达巨数据，通过高速互联的分布式计算平台完成数据的处理，可以预见未来的人工智能技术将会持续发展，人类将进入全方位的信息时代，同时各种医疗机器人将会不断发展，并以不同的形态为人类提供智能服务，如图 9.16 所示的科幻电影《太空旅客》中的医疗舱，能够自动地实现疾病分析和诊断，自动地给出治疗方案，并主动完成相关治疗，最后如电影中一样拯救患者的生命，这些医疗舱实际上可以视为一种具有高端智能化医疗能力的机器人，类似的还有科幻电影《极乐空间》中的医疗舱，如图 9.17 所示，不仅可以从 DNA 级别治疗白血病等，也可以完成全身肢体的快速修复和重建。

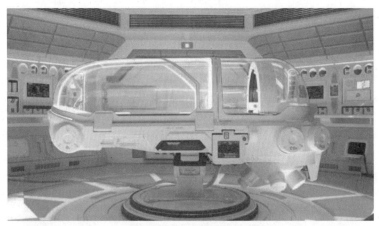

图 9.16　科幻电影《太空旅客》中的医疗舱

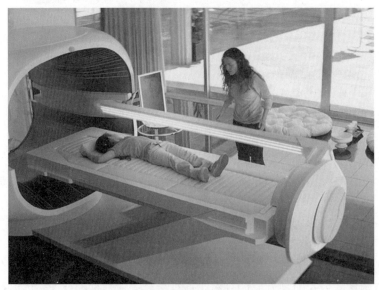

图 9.17　科幻电影《极乐空间》中的医疗舱

可以进一步想象，在未来的智慧城市中，机器人将会无所不在，它们通过 6G 网络实现智能互联，不断收集各种数据，同时进行联网学习，甚至实现进化，最终将融入人类社会的方方面面，它们的形态可能是类似上述的医疗舱，既可能是人形机器人，也可能是一个智能家居的房间，或者是智慧医院的智能手术室，或者是基于 6G 的智能病房，还可能是智能救护车，它们可以构成一个虚拟的医院，也可以是无处不在的医院或养老机构，最终的场景可能是人类生活在基于 6G 智能网络的智能城市中，无时无刻地与身边有形无形的机器人智慧互联，享受各种沉浸式的、无痕的、高效的、个性化的智能服务，包括智慧医疗、智慧健康和智慧养老服务，在成为一个智能服务享受者的同时，全身心地开展各种工作、生活，为创造智能城市的未来新型服务能力贡献力量，从而实现未来智能社会的全方位幸福生活。图 9.18 为未来智慧城市示意图。

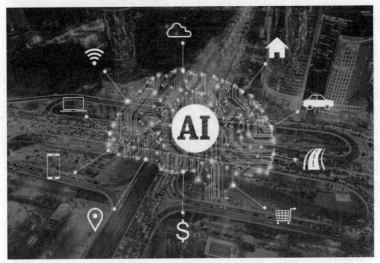

图 9.18　未来智慧城市示意图

9.7　本 章 小 结

本章对未来 6G 不断发展对医疗服务的各种可能的影响进行了畅想，分别从未来通信与未来智慧医疗、虚拟现实全息医生、全科人工智能医生、集成机器人的未来手术室、智慧养老的虚拟照护系统、全息智能舱和智能虚拟医院等方面进行了阐述，可以看到，6G 智能网络作为未来智能社会的基础设施，可以为未来的智能社会提供各种崭新的应用场景，这些应用不只是为医疗服务和医疗健康提供了新的智慧医疗能力，而是把未来人类社会的丰富多彩的工作、生活和创造活动均无缝、无痕和无感地融合在一起，最终实现一个万物互联、万物和谐的智能社会。

参 考 文 献

[1] Internet of things (IoT) in utility global market research and forecast, 2015-2025[EB/OL].

[2020-01-01]. https://brandessenceresearch.biz/ICT-and-Media/Internet-of-Things-(IoT)-in-Utility-Market/Summary.

[2] Iot in healthcare: Benefits, use cases, challenges, and future [EB/OL]. [2020-01-01]. https://www.intellectsoft.net/blog/iot-in-healthcare/#.

[3] Siddiqui S A, Zhang Y, Lloret J, et al. Pain-free blood glucose monitoring using wearable sensors: Recent advancements and future prospects[J]. IEEE Reviews in Biomedical Engineering, 2018, 11: 21-35.

[4] Zhu H. Smart healthcare in the era of internet-of-things[J]. IEEE Consumer Electronics Magazine, 2019, 8(5): 26-30.

[5] Qadri Y A, Nauman A, Zikria Y B, et al. The future of healthcare internet of things: A survey of emerging technologies[J]. IEEE Communications Surveys and Tutorials, 2020, 22(2): 1121-1167.

[6] Torner J, Skouras S, Molinuevo J L, et al. Multipurpose virtual reality environment for biomedical and health applications[J]. IEEE Transactions on Neural Systems and Rehabilitation Engineering, 2019, 27(8): 1511-1520.

[7] Virtual reality in medical training and education[EB/OL]. [2020-01-01]. https://educationaltechnologytoday.com/virtual-reality-in-medical-training-and-education.

[8] Dyer E, Swartzlander B J, Gugliucci M R. Using virtual reality in medical education to teach empathy[J]. Journal of the Medical Library Association Jmla, 2018, 106(4): 498-500.

[9] Holley P. How doctors used virtual reality to save the lives of conjoined twin sisters[R]. 2017.

[10] AI medicine doctor [EB/OL]. [2021-01-01]. https://futurism.com/ai-medicine-doctor.

[11] Bejnordi B E, Veta M, van Diest P J, et al. Diagnostic assessment of deep learning algorithms for detection of lymph node metastases in women with breast cancer[J]. The Journal of American Medical Association, 2017, 318(22): 2199-2210.

[12] Krusche P, Trigg L, Boutros P C, et al. Best practices for benchmarking germline small-variant calls in human genomes[J]. Nature Biotechnology, 2019, 37(5): 555-560.

[13] Weng S F, Reps J, Kai J, et al. Can machine-learning improve cardiovascular risk prediction using routine clinical data?[J]. PLoS One, 2017, 12(4): e0174944.

[14] 人体诊断项目全球医学社区[EB/OL]. [2020-01-01]. https://www.humandx.org.

[15] 养老的 5G 时代, 智慧养老成未来养老新趋势[EB/OL]. [2020-01-20]. https://www.sohu.com/a/341126590_100283902.

索　引